一年を楽しく健やかに送るための
病気予防・治療の秘訣を全公開

もっと！エンジョイできる「四季別」健康新生活

医学博士 小林直哉 Naoya Kobayashi

現代書林

はじめに

日本には、美しい四季があります。世界の中で四季のある国は珍しくありませんが、日本の四季が際立っているのは、季節の変化がはっきりしていて、季節ごとに、その季節特有の表情が見られることでしょう。

四季の移り変わりには、気温の変化だけでなく、気圧や潮の流れ、暖気団や寒気団の変動など、さまざまな気象の変化が関わっています。それが多様な自然現象を生み出しますが、同時にそこに住む私たちの心身にも有形無形の影響を及ぼします。寒暖差や乾燥や湿気、気圧の変化などは人間にとってストレスであり、それが不調を引き起こす原因になることもあるのです。どんな人にも苦手な季節というものがありますね。

私たちは、その季節の変化とともに生活を営み、生きています。

春になって気候がよくなれば、心も体も活動的になりますが、春特有の変わりやすい気候が病気を呼び寄せることもあります。夏になれば、日本特有の高温多湿の環境が食中毒を招いたり、熱中症を引き起こします。夏の暑さを乗り切り、一年の中でいちばん過ごしやすい秋を迎えると、食べ物がおいしくなって食欲も湧いてきますが、肥満が問題になってきます。そして寒さの厳しい冬は、私たちにとっても厳しい季節。心も体も閉じこもりがちになり、認知症や脳卒中などの病気が増えてきます。

このように、季節が変われば、その季節に特有の病気があるのです。

しかし、もしも、「この季節はこんな病気にかかりやすい」ということがあらかじめわかっていれば、その季節が来る前に、その病気にかからないように注意できるでしょう。

英語にも、Providing is preventing（備えあれば憂いなし）という諺があります。Providing（供給）とは食料や衣服などを意味しますが、「食料が不足するのを予測してあらかじめ供給しておくと飢えを避けること（preventing）ができる」といった意味合いで、予想される災難にはあらかじめ手を打っておくべきだということです。

そうした病気への対策を季節ごとにしておくことは、病気を予防する最善の方法となるわけです。本書が、そうした備えの一助になればという思いで書きました。

医療費の高騰などから、日本でも予防医学に目が向けられるようになりました。病気になる前に、病気を予防する。そのためには、生活習慣の見直しが必要です。バランスのよい食事をし、適度に運動して体を鍛え、十分な休養をとる。その上で、正しい知識を持って病気を予防する必要があります。

これまでの誤った生活習慣を変えれば、がん死は7割減らせます。また、糖尿病や高血圧を克服できれば、虚血性心疾患（狭心症や心筋梗塞）、脳血管障害（脳梗塞や脳出血）をそれぞれ3分の1にすることができます。さらに季節の病気に気をつければ、もっと健康寿命を延ばすことができるでしょう。

本書は、それぞれの季節の代表的な病気をピックアップし、病気の解説と対策・予防法をまとめたものです。むずかしい専門書ではありません。誰でも手軽に読める、健康の手引書です。

日本には、富山の置き薬に代表されるように、不意の病気や不調に備えて薬を常備しておく習慣がありました。本書は薬ではありませんが、一家に一冊常備し、いつも手元に置いて、季節の変わり目にページを開いてみてください。あるいは、まずは自分にとって苦手な季節から読んでいただいてもいいでしょう。読む頓服薬のように、ぜひ本書を利用してください。

四季の変化に応じて、心身が十分に対応できるようになれば、それぞれの季節を健やかに過ごせるでしょう。その積み重ねで一年を無事に過ごせれば、また、新しい一年を元気に迎えることができます。

私たちは、四季折々の自然の中で暮らしています。その自然に逆らって生きることはできません。それぞれの季節の中で、四季の変化をエンジョイしながら、むしろ季節を味方につけて健康に生きる知恵を磨くべきでしょう。

本書が、読者の皆さん自身とご家族の健康に役立つことを願っています。

小林　直哉

目次

夏

注意すべき病気と健康管理の秘訣

秋

注意すべき病気と健康管理の秘訣

冬

春 注意すべき病気と健康管理の秘訣

長く厳しい冬が終わって、新芽が芽吹くようになると、動物が冬眠から覚めるように、人間も活動的になり、気持ちが外に向かうようになります。

春は、すべての生物が待ち望み、動き出す季節です。その春の到来を岡山に告げるのが、西大寺の裸祭りです。日本三大奇祭の一つに数えられるこの祭りは、寒さたけなわの2月に行われ、二本の神木をめぐって裸の男たちが争奪戦をくり広げます。私は、この裸祭りが行われる西大寺観音院の野外観覧席から、毎年、ラジオの実況中継に出演して、間近で男たちの争奪戦を観戦しています。この祭りが終わると、春の扉が開き、備前平野に春が来ます。どこの町にも、そんな春を告げる祭りがあるのではないでしょうか。

春は、心身がともにアクティブになる一方で、自律神経が不安定になりやすい季節でもあります。寒暖の差が大きく、天候が不安定なことに加えて、卒業、入学、入社、転勤、引っ越しと、環境が激変する人も多くいます。その変化に対応できず、体調を崩したり、憂うつな気分に陥りやすくなるのです。そんなふさぎ込みがちな気分を、花見やマラソン、遠足などの行事が盛り立ててくれます。当院でも新人スタッフを迎える４月には、満開の桜の下で花見を楽しみ、院内交流を図ります。４月下旬には恒例の西大寺マラソンがあり、病院スタッフもこのマラソンに備えて、体力づくりに励みます。今年も総勢27名の職員が参加しました。当然私も４年連続での出場を果たしました。

こうしてギアを上げて、一年のスタートを切ります。しかしギアを上げ過ぎても、心身のバランスを崩すことがあります。そこで、注意したいこと。

①春は生活のリズムが崩れやすいので、規則正しい生活を心がける。ポイントは起きる時間です。休日もできるだけ、決まった時間に起きるようにします。

②食事は健康の基本。野菜やタンパク質が不足しないように、バランスのよい食事を。

③休みの日は十分な休養をとって、のんびりします。ストレスをためないためには、オンとオフのメリハリをつけることも大事です。

こうして春をエンジョイできれば、そのあとに続く夏も、暑さに負けずに乗り切れそうです。

3月

日差しが暖かくなってくると、気持ちも外に向かい、散歩やハイキングを楽しみたくなってきます。しかし、足腰が弱っていたり下肢に痛みがあると、それも思うようにできません。日本人の「健康寿命」は、平均寿命より10歳も短命です。最後の10年は寝たきりや要介護になってしまう人が少なくありません。何歳になっても自分の足で動ける。それが健康寿命を延ばすカギです。

「ロコモティブシンドローム」とは

高齢社会を迎えて、急速に関心が高まっているのが「ロコモティブシンドローム（運動器症候群）」です。これは、２００７年（平成19年）に整形外科学会が提唱した考え方で、「運動器の障害によって要介護になるリスクの高い状態」のことです。

運動器とは、骨や関節や靭帯、筋肉、末梢神経など、体を支えたり動かしたりする器官のこと。この、歩いたり動いたりするのに使われる運動器に障害が起きて、移動や日常生活が困難になることをロコモティブシンドローム（略してロコモ）と言うのです。ロコモが進行すると介護が必要になり、やがては寝たきりになってしまいます。

7つのロコモチェック

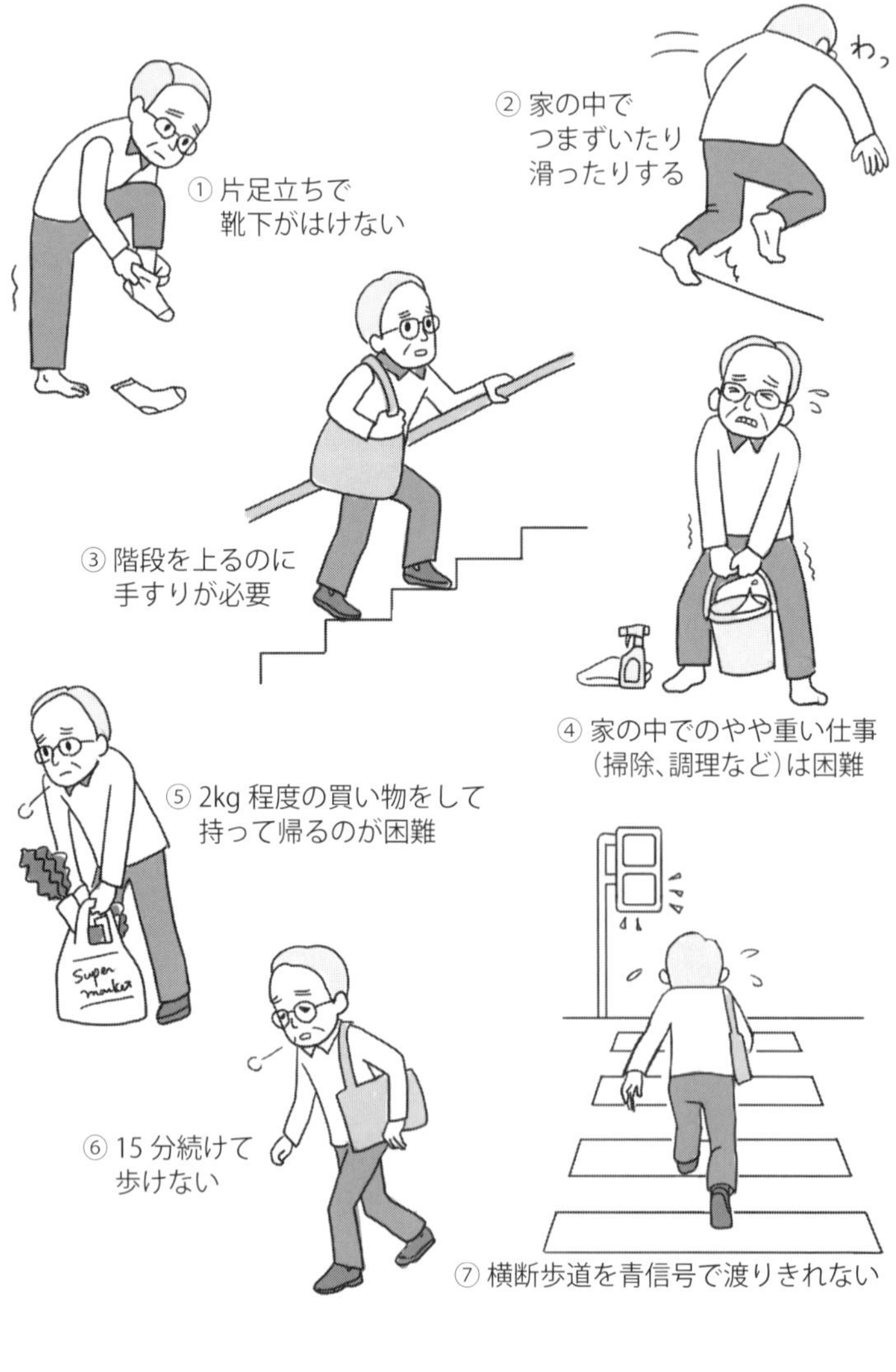
わっ
② 家の中で
つまずいたり
滑ったりする
① 片足立ちで
靴下がはけない
③ 階段を上るのに
手すりが必要
④ 家の中でのやや重い仕事
（掃除、調理など）は困難
⑤ 2kg 程度の買い物をして
持って帰るのが困難
Super market
⑥ 15 分続けて
歩けない
⑦ 横断歩道を青信号で渡りきれない

前ページを参考にして、思い当たることがないか、チェックしてみてください。ロコモになる要因は、大きく二つに分かれます。一つは「運動器の疾患」。骨密度が低下する「骨粗鬆症」、痛みや関節の変形をもたらす「変形性関節症」、脊柱管が狭くなって神経を圧迫する「脊柱管狭窄症」が代表的な病気です。

もう一つは、加齢にともなう「運動機能の低下」。年をとると徐々に筋力が低下したり、バランス能力が落ちていきます。そのため歩行が困難になったり、転倒骨折しやすくなって、介助が必要になってきます。

ロコモは加齢とともに進行しますが、だれもが同じように運動機能が低下するわけではありません。まだ若いのに機能が衰えたり、運動器の疾患にかかる人もいますし、何歳になっても元気に歩ける人もいます。

しかしはっきり言えるのは、若いうちからロコモに備えておけば、生涯自立した生活を送れる可能性が高いということです。そのために、日頃からよく運動して筋力をつけ、骨や関節を衰えさせないことです。

天気のよい日は外に出て、体を動かしましょう。体を動かせば、骨や筋力が強くなるだけでなく、気分もスッキリします。

ここでは、ロコモを引き起こす二大疾患、変形性関節症と骨粗鬆症について解説します。

変形性関節症

関節痛が起きる原因はいろいろありますが、日本人にいちばん多いのが変形性関節症です。変形性関節症は関節が変形する病気で、手足の指、ひじ、ひざ、背骨（脊椎）、股関節、肩関節など、あらゆる関節に起こります。

一般的に多いのは、変形性股関節症と膝関節症です。ここでは最も患者数が多く、だれもがなる可能性のある「変形性膝関節症」を中心に見ていきましょう。

変形性膝関節症は、1対4の割合で女性に多く、高齢になるほど患者数は増えます。初期の段階では動き始めに痛みや動かしにくさがあり、次第に正座や階段の上り下りが困難になります。末期になると安静時でも痛みが取れず、ひざの変形が目立つようになります。

変形性膝関節症が起きるのは、関節の独特の形態によります。関節の骨は、くぼんでいる関節窩《か》に関節頭がおさまる形で接合しており、周囲は関節包に包まれています（次ページの図1）。上下の骨は直接ぶつからないように、骨と骨の間には関節腔というすきまが

【図1】関節の構造

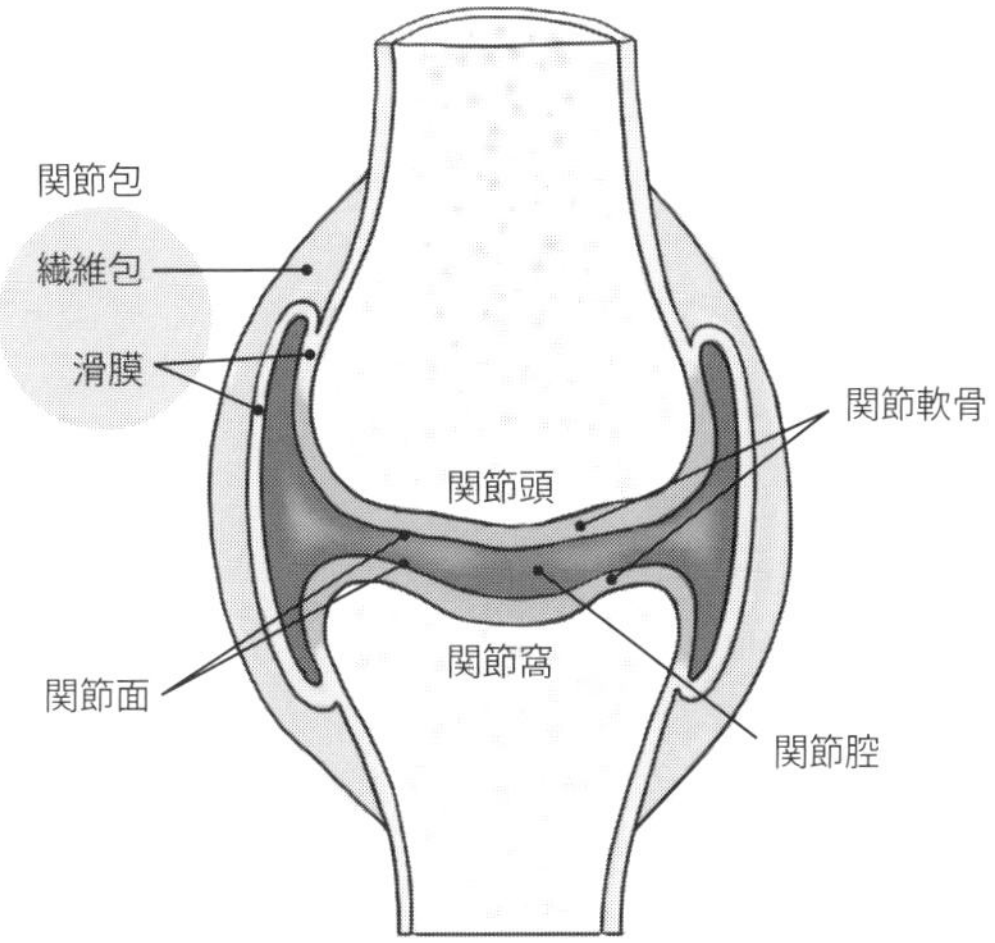

【図2】関節が痛む原因

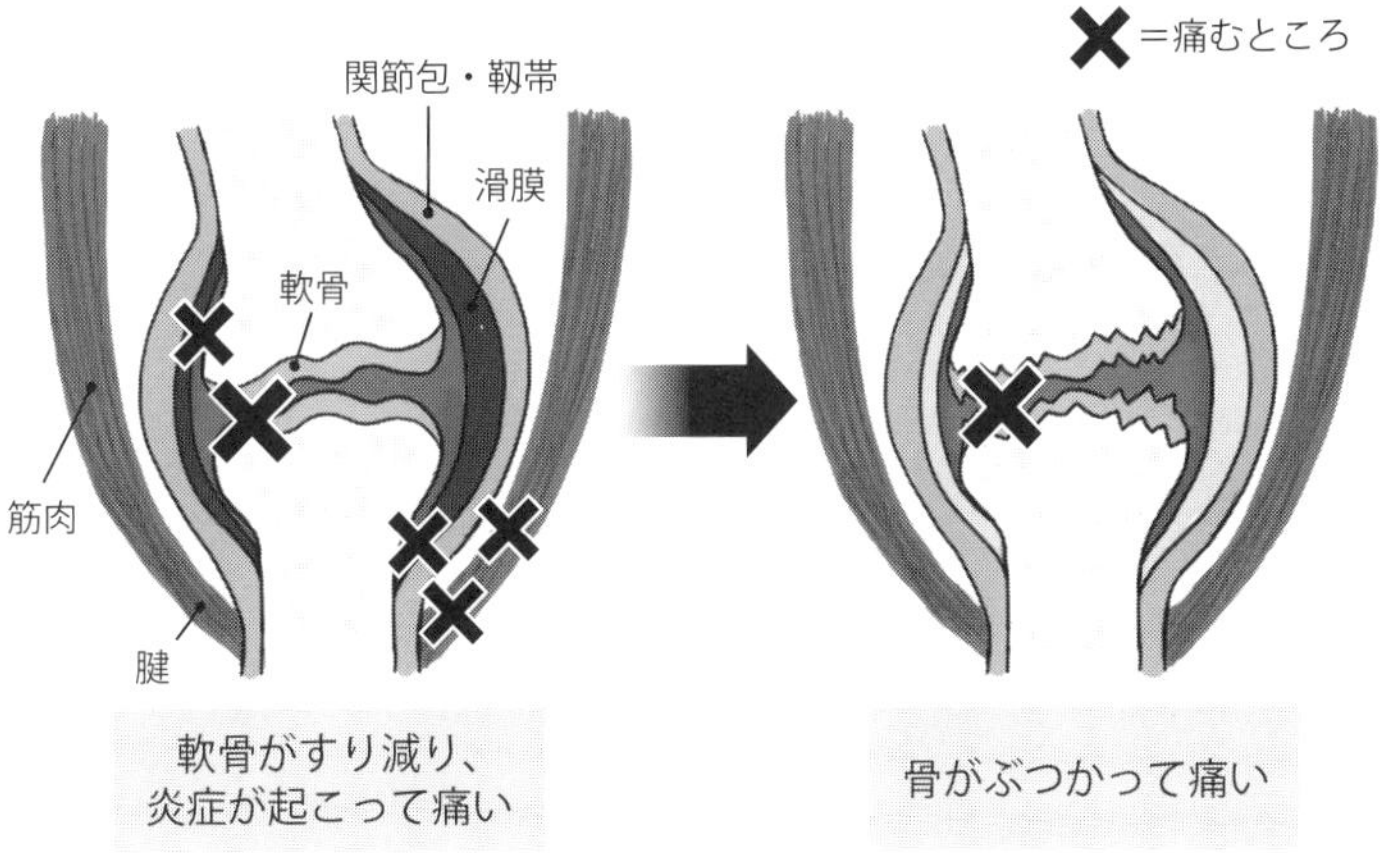

あり、骨が接する関節面は関節軟骨でおおわれています。関節包の内側には滑膜《かつまく》があり、関節液を分泌して、関節軟骨に栄養を送っています。

しかし、加齢とともに軟骨がすり減ったり変性すると、軟骨のかけらが滑膜を傷つけて炎症を起こし、痛みが出たり、ひざに水がたまるようになります（前ページの図2）。

軟骨は、衝撃を吸収したり、ひざを滑らかに動かす役目を果たしています。この軟骨がさらにすり減ると、骨同士がぶつかって激しい痛みが出たり、骨が変形して、日常生活にも支障をきたすようになります。

変形性膝関節症の原因は、加齢のほか、肥満や運動不足、ひざの使いすぎ、外傷などがあげられます。

治療法

痛みとつきあって日常を過ごせるような場合は保存的治療を、進行して日常生活が阻害されるようなケースでは人工関節手術などの手術療法が行われます。

保存的治療では、運動療法や装具療法（杖、歩行器、足底板）、理学療法（温熱療法や電気療法など）の非薬物療法と薬物療法（ヒアルロン酸注射や消炎鎮痛剤）を組み合わせて行います。

手術療法では、軟骨の欠片を取り除く「関節鏡手術」や、曲がったすねの骨の一部を切り取ってまっすぐにする「骨切り手術」、人工関節に置き換える「人工関節手術」が行われます。

人工関節手術とは、変形した骨や軟骨を取り除き、金属やポリエチレンなどの人工物に置き換える手術です。関節温存手術ができない、または薬物・理学療法などが無効の方にとっては最後の手段となる治療法です。他の方法に比べ、基本的に短期間で痛みが取れる効果があります。

40～50歳代でも、他に効果的な治療法がない場合は、人工関節が選択肢の一つとして行われるようになってきています。耐用年数は、手術前の状態や手術後の活動量、人工関節の機種によっても異なりますが、一般的に10年持つ人が約90％、15年持つ人が約80％と言われています。

問題は耐用年数で、一般的に15年から20年と言われ、そのため今までは60歳以上を対象とした手術とされてきました。平均寿命も延びてきてはいますが、人工関節の寿命も材質の加工技術や手術手技の進歩、インプラントデザインの改良や選択幅の拡大により、20年以上の長期成績で語られる時代となってきています。

●予防法と日常のケア

変形性関節症を予防するには、日頃から適度な運動で関節のまわりの筋肉を鍛えることが大事です。変形性関節症の予防のためにも、また関節症になってからのケアとしても、次のことに気をつけて関節をいたわりましょう。

①関節を冷やさない

手軽に関節を温める方法として、入浴やサポーターがあります。サポーターを巻くと冷えを予防できるだけでなく、痛みが和らいで動かしやすくなります。

②関節に負担のかかる動作を避ける

急激に動かしたり、無理な姿勢をとったり、重いものを持ったりすると、関節に過度の負担がかかって痛みがひどくなります。

③適度な運動をする

関節にあまり負担のかからない運動を継続的に行います。ウォーキング、ストレッチ、ヨガ、水中ウォーキングなどの有酸素運動がおすすめです。

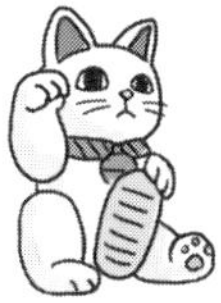

健康を招く「招き猫体操」

1. 右肘を曲げ、脇を締め、上肢に力を入れる。
2. 左膝をしっかり伸ばす（完全伸展位）。
   左足首関節をそらせ（背屈位）、
   この状態を 3～5 秒間保つ。
3. 左上肢―右下肢の組み合わせで行う。
4. 基本的回数は、1 セット 10 回。
   朝・昼・夜　3 回行います。

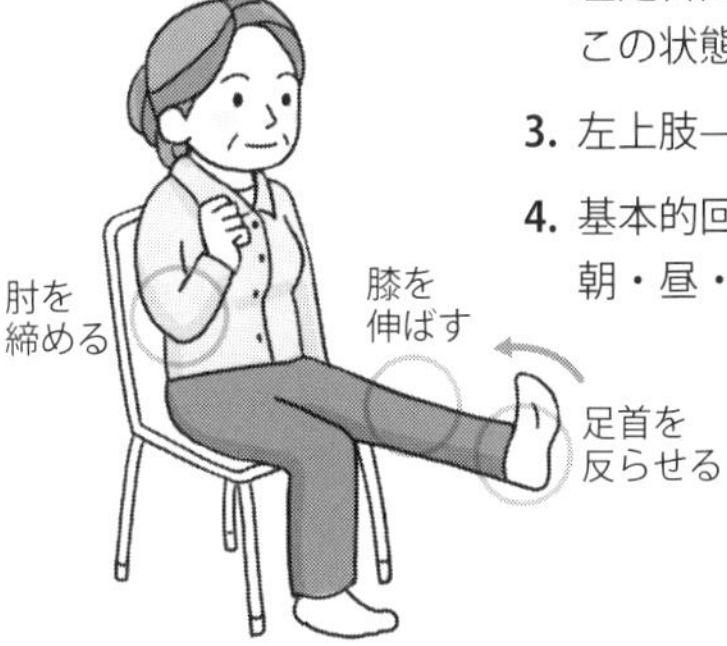

④適正体重を維持する

過体重は下肢の関節に負担をかけ、関節症を悪化させます。肥満を解消し、適正体重を維持することが大事です。

ひざの痛みには「招き猫体操」を

私が変形性膝関節症の患者さんにすすめているのが、「招き猫体操」です。変形性膝関節症の運動療法で中心になるのは、太ももの前の筋肉（大腿四頭筋）の訓練です。招き猫体操は大腿四頭筋の訓練に上肢の動きを加えた運動です。こうして下肢と上肢を連動させて運動すると、「歩く感覚」が培われます。

また、体幹が安定するので、力が入りやすいというメリットもあります。足を上げたときに足首を反らすと、下肢の静脈やリンパの流れがよくなり、むくみが改善します。前ページのイラストを参考にしてください。

骨粗鬆症

骨は毎日生まれ変わっています。破骨細胞が古い骨を溶かし（骨吸収）、そこに骨芽細胞が新しい骨をつくって（骨形成）、骨は形成され、成長しています。しかし、破骨細胞と骨芽細胞のバランスが崩れ、骨吸収された分をつくれなくなると、骨密度が低下してだんだん骨がスカスカになっていきます。これが骨粗鬆症です。

骨量は20代から30代にかけて最も多くなり（これをピーク・ボーン・マスと言います）、その後は徐々に減っていきます。とくに女性は閉経を迎える50歳前後から急激に減少し、60歳代では2人に1人、70歳代では10人に7人が骨粗鬆症と言われています。

このように、骨粗鬆症は女性に圧倒的に多い疾患です。その理由は、女性ホルモン（エストロゲン）が骨の代謝に関わっているからです。

エストロゲンには、骨吸収をゆるやかにして、骨からカルシウムが溶け出すのを抑制す

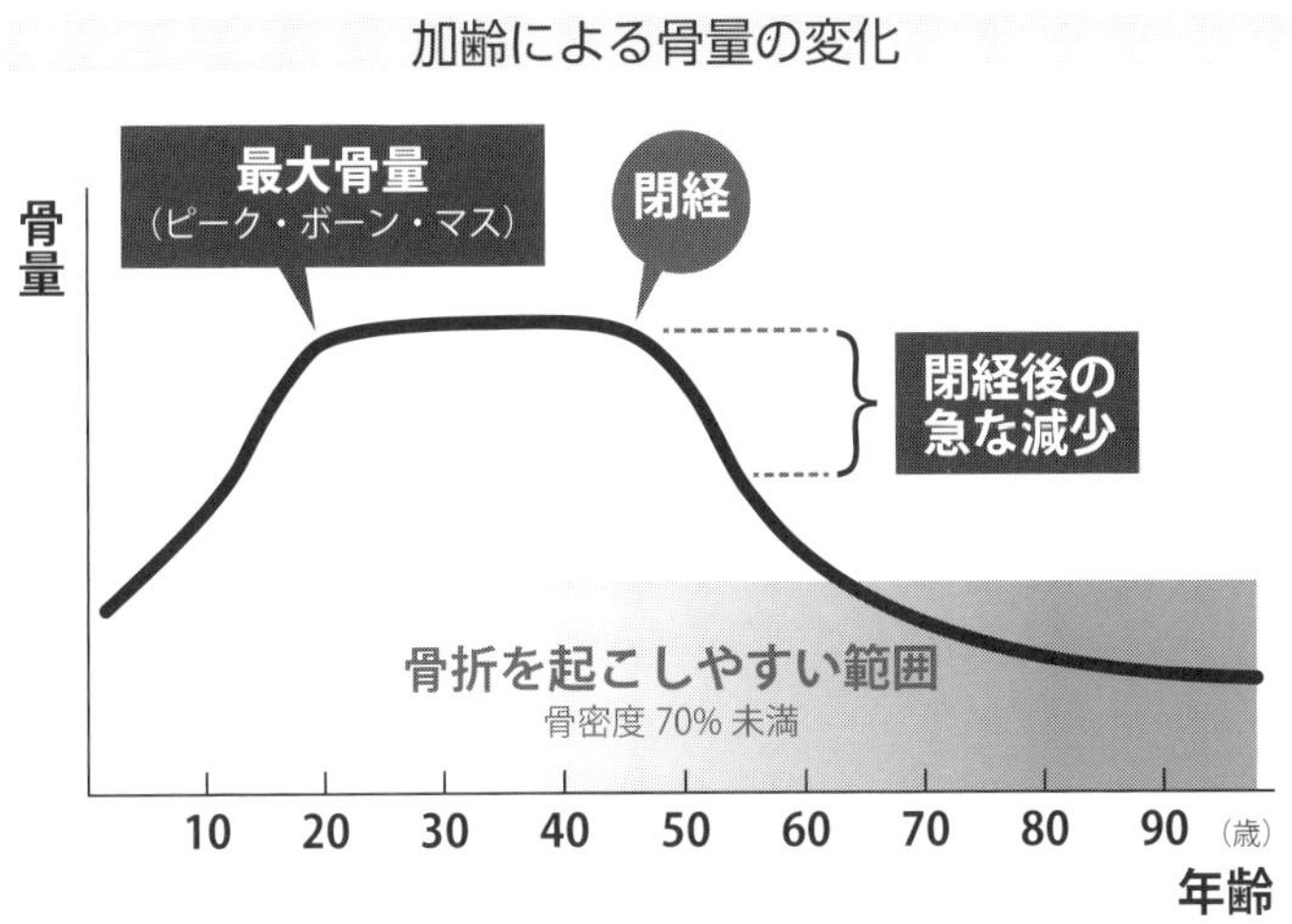

る働きがあります。更年期を迎え、エストロゲンが急激に減ってしまうと、骨吸収のスピードが速くなり、それに骨形成が追いついていかなくなります。そのため、骨量が急激に減ってしまうのです。

それ以外にも、極端なダイエットや偏食、喫煙、過度の飲酒、運動不足などが骨粗鬆症の原因として考えられています。最近では若い女性にも骨粗鬆症が増えており、問題になっています。

骨密度が下がって、成人（20～44歳）の平均値の70％未満になってしまうと、骨粗鬆症と診断されます。骨粗鬆症になると骨がもろくなり、脊椎がつぶれる圧迫骨折や、転んで股関節の付け根を骨折する大腿骨骨頭骨折を起こしやすくなります。この転倒・骨折は、脳卒中、老衰に次いで寝たきりの原因の第3位ですから、寝たきりにならないためにも骨粗鬆症の予防は大事です。

◎予防法と治療法

将来の骨粗鬆症を予防するためには、若い頃になるべく骨量を増やしておくことが大事になります。ピーク・ボーン・マスが高いほど、閉経期を迎えたときに骨粗鬆症になりにくいからです。骨粗鬆症対策は、20代、30代から始まっているのです。

骨量が減ってきたら、早めの対策が必要です。早い段階から食事療法や運動療法を行えば、進行を食い止め、骨粗鬆症になるのを遅らせることができます。

◆食事療法

バランスのよい食事をすることが基本ですが、骨を強化するには、カルシウム、ビタミンD、ビタミンKなど、骨密度を増加させる栄養素を積極的にとります。ビタミンDにはカルシウムの吸収を高める作用があるので、カルシウムと一緒にとると効果的です。以下を参考にしてください。

・カルシウムの多い食品……牛乳、乳製品、小魚、干しえび、小松菜、チンゲンサイ、大豆製品など。

・ビタミンDの多い食品……サケ、うなぎ、さんま、メカジキ、イサキ、カレイ、シイタケ、キクラゲなど。

・ビタミンKの多い食品……納豆、ほうれん草、小松菜、ニラ、ブロッコリー、キャベツなど。

また、骨芽細胞やコラーゲンのもとになるタンパク質も積極的にとってください。

◆運動療法

骨にカルシウムを蓄えるためには、「体重をかける」ことが大事です。日常生活の中に階段の上り下りや散歩を取り入れ、運動量を増やすだけでも効果があります。

骨密度の低下防止にとくに有効なのは、ウォーキングやジョギング、エアロビクスなどの有酸素運動です。日光に当たると、骨を強くするビタミンDが活性化されますから、お天気のよい日は散歩などを楽しみましょう。高齢になると転倒しやすいので、散歩には杖を持ち、無理のない範囲で行います。

◆薬物療法

骨粗鬆症と診断されたら、食事療法や運動療法と並行して、薬物療法を行います。よく使われている治療薬は、骨の吸収を抑制するビスフォスフォネートやＳＥＲＭ製剤です。

骨粗鬆症には「フラミンゴ体操」を

次ページに「骨粗鬆症セルフチェック」を掲げておきました。思い当たる項目があれば、超簡単な「フラミンゴ体操」をおすすめします。体重を片足に乗せて負荷をかけると、骨が強化されます。また、バランス能力や筋力も鍛えられます。転倒しないように、壁や椅子につかまりながらするといいでしょう。次ページのイラストを参考にしてください。

コラム　腰痛対策

ロコモを引き起こす要因の一つに、腰痛があります。腰痛には、ぎっくり腰のように急に激しい痛みが出る急性腰痛と、痛みが3か月以上続く慢性腰痛があります。急性腰痛は自然に治ることが多いですが、慢性腰痛はなかなか治りません。その中には、腰椎に障害があるものもありますが、多くは原因がはっきりわかっていないものです。

骨粗鬆症セルフチェック

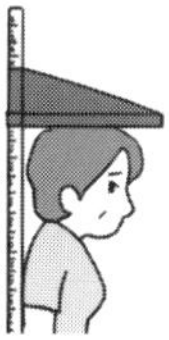

□ 身長が以前よりも 2cm 以上縮んだ
□ 背中が曲がってきた
□ 背中や腰に痛みがある
□ 歩きにくい
□ 洗濯物を高いところに干せなくなった
□ 転びやすい
□ 高い棚に手が届かなくなった

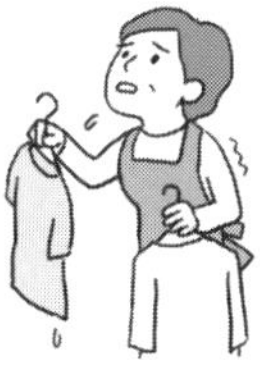

※これらの症状に当てはまる方は、骨粗鬆症の可能性があります。

骨を強くする体操

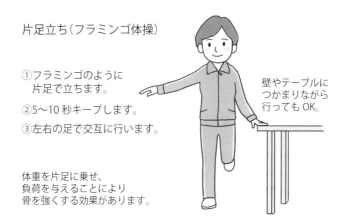

片足立ち（フラミンゴ体操）

①フラミンゴのように
　片足で立ちます。
②5〜10 秒キープします。
③左右の足で交互に行います。

壁やテーブルに
つかまりながら
行ってもOK。

体重を片足に乗せ、
負荷を与えることにより
骨を強くする効果があります。

腰痛が慢性化する要因としてあげられるのが、加齢による筋肉疲労や、腰に負担をかける生活環境などです。たとえば、長時間同じ姿勢で座っていると、腰椎や筋肉に偏った負担がかかり、腰の痛みが続きます。また、精神的ストレスも慢性腰痛の原因になっていることが、最近の研究データによってわかってきました。

原因がわからない慢性腰痛の場合、同じ姿勢を長くとらない、ストレッチなど適度の運動をする、腰に負担をかける姿勢をとらないなど、普段の生活でちょっと気をつけるだけでも痛みを軽減できます。また、内臓の病気が隠れていることもありますから、痛みが長引くようなら医療機関を受診しましょう。

慢性腰痛のある人は、次の「これだけ体操」をするといいでしょう。長時間座り仕事をしている人は、1時間おきくらいにすると腰がラクになります。

〈「これだけ体操」の方法〉

①足を肩幅よりやや広めに開けて立ち、左右の腰に両手のひらを当てる。

②息を吐きながらゆっくり上体を反らす。骨盤を前に押し込むようなイメージで、両手で腰を支え、3秒ほどその姿勢をキープする。

※注意　反らしたときに腰からひざにかけて痺れが出る場合は中止してください。

コラム

宇宙での骨粗鬆症の研究

ＪＡＸＡ（宇宙航空研究開発機構）で宇宙医学実験を担当されている大島博氏の「薬を用いた骨量減少予防研究」をご紹介しましょう。非常に興味深い研究だと思います。

私たち人間には、運動によって骨に荷重刺激が加わり、カルシウムが蓄積されますが、微小重力の宇宙では荷重負荷がかからないため、骨からカルシウムが放出され、骨粗鬆症患者さんの約10倍の速さで骨量が減少すると言われます。そのため、宇宙から帰還後に転倒すると、骨折するリスクが高まります。そこで、大島氏は骨粗鬆症の治療薬を用いて骨量減少を予防する対策法を考案し、その治療薬に骨量減少の予防効果があり、かつ副作用がほとんどないことを確かめたのです。

これらの成果を踏まえ、宇宙飛行の骨量減少を予防するための宇宙医学実験が、ＪＡＸＡとＮＡＳＡの共同研究によって行われることになりました。それは、骨粗鬆症の治療に使用されているビスフォスフォネート剤を毎週服用、あるいは飛行前に静脈内注射し、宇宙飛行による骨量減少の予防効果があるかどうかを検証する研究です。

この実験の最初の被験者は若田光一氏でした。若田氏はビスフォスフォネートを宇宙で毎週1回服用し、結果について、「骨量は飛行前と比べてほとんど減らなかった」と語りました。

まださまざまな問題も残っており、検証の途上ではありますが、若田氏以外にも被験者として協力した宇宙飛行士もおり、カルシウムやビタミンDなどの適切な栄養摂取、効果的な運動プログラム、さらには必要最小限の薬剤により、宇宙飛行の骨量減少リスクは軽減できる可能性が出てきたようです。

4月

4月に入ると、紫外線が急に強くなってきます。紫外線対策は、春のこの時期から始めないと手遅れになります。4月、5月の紫外線は夏ほど強くないものの、それまでより急激に強くなるので、肌にかかる負担が大きいのです。紫外線は肌の老化を引き起こすだけでなく、皮膚がんの原因にもなる危険な電磁波。正しい知識を持って、適切な紫外線対策とスキンケアを行いましょう。

「光老化」は紫外線障害

日光は健康によいとされ、以前は日光浴が推奨されていました。しかし近年、オゾン層の破壊などによって地球に届く紫外線の量が多くなり、紫外線によるメリットよりもデメリットに警鐘が鳴らされています。その一つが、光老化です。

紫外線（ultraviolet＝UV）とは、波長が可視光線より短く、軟X線より長い不可視光線の電磁波のことです。光のスペクトルで紫よりも外側になることから「紫外線」と言うのです。

紫外線は生物に与える影響を基に、波長の長い方からUVA、UVB、UVCに分けられています。波長が短いほど傷害性が強く、ＵＶＣは殺菌灯などに使われているほどですが、ＵＶＣは地球を取り巻くオゾン層により吸収され、地表に届く紫外線は大量のＵＶＡ（Ａ波）と少量のＵＶＢ（Ｂ波）です。

波長の長いＡ波は肌の奥の真皮まで到達し、真皮の弾力繊維などを破壊します。これがシワやたるみ、色素沈着（くすみ）の原因になります。一方、Ａ波より波長の短いＢ波は表皮に届き、皮膚表面を傷つけ、シミやソバカス、皮膚がんを引き起こします（次ページの図を参照）。

シワ、シミ、たるみなどの肌の老化は、加齢だけでなく、紫外線を浴びることによって加速します。この紫外線による皮膚の老化を、「光老化」と言います。

光老化は、加齢による老化とは質的に違います。加齢による老化は、年齢を増すごとに身体の生理機能が低下することですが、光老化は慢性の紫外線障害で、加齢による老化に障害が上乗せされます。

肌トラブルの原因は、加齢よりも光老化のほうが大きく、肌トラブルの8～9割は紫外線障害と考えられています。たとえば、子どもの頃から強い紫外線を浴び続けた人と、あまり紫外線を浴びなかった人とでは、50歳になったときの肌の衰えが明らかに違います。

2つの紫外線から肌を守りましょう

UVの知識を深めて上手に付き合うことが、
光老化による肌の悩みを軽減します。

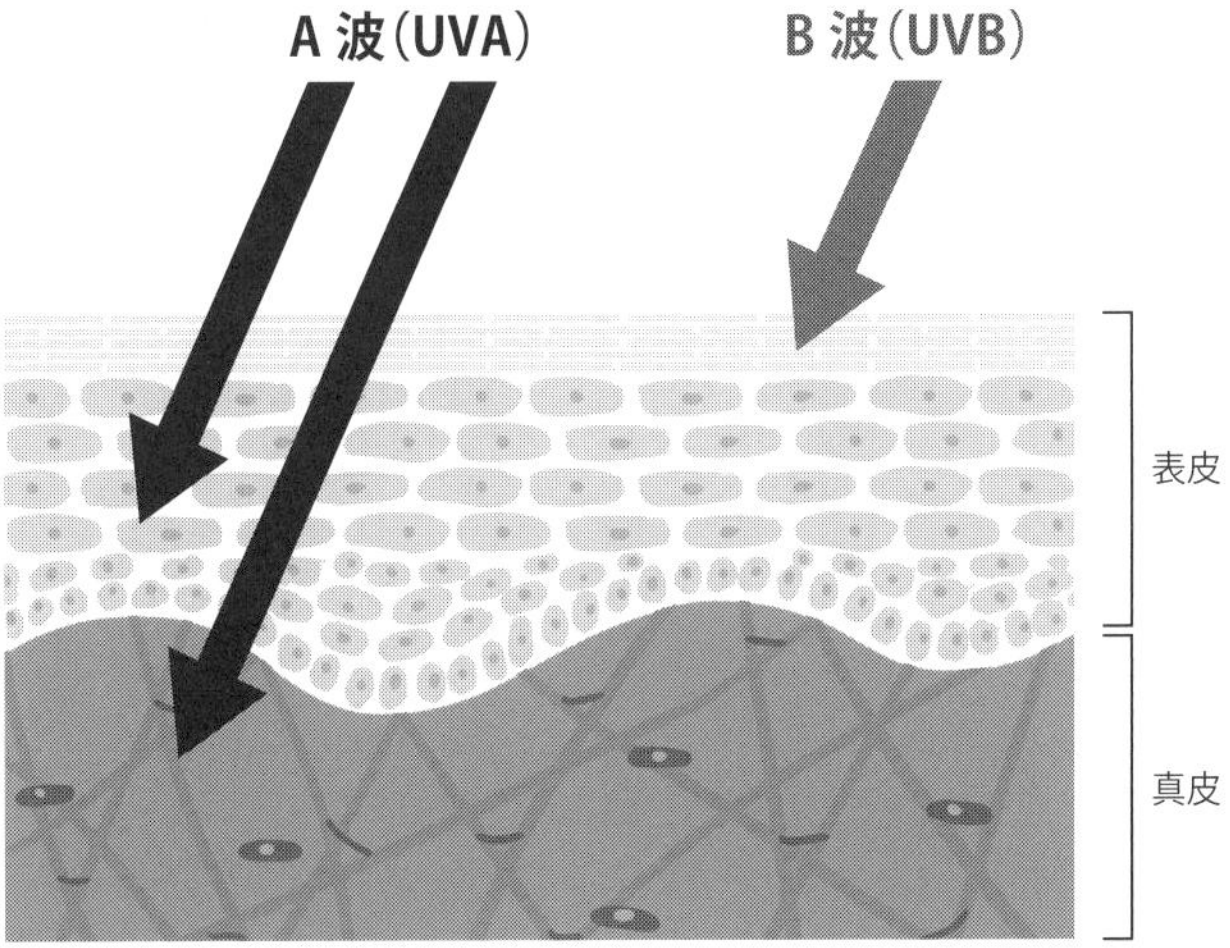

A波(UVA)

肌の弾力に大切な真皮にまで到達し、コラーゲンやエラスチンなどの働きを低下させて、ハリ感を失わせることがあります。

B波(UVB)

表皮に届いて肌に赤みが出る日焼けをし、肌荒れ状態になることがあります。

光老化は、それまでの人生で浴びた紫外線の総量（紫外線を浴びた長さと紫外線の強度）に左右されるのです。ちなみに、15～18歳の間に、一生の半分の紫外線を浴びると言われています。

また、紫外線は皮膚がんの原因になります。紫外線の中のB波を浴びると、表皮の基底細胞の遺伝子が傷つきます。これが修復されるときにミスが起きると、突然変異が起きて細胞ががん化することがあるのです。皮膚がんは日本人にはあまり多くありませんが、近年B波が増えており、皮膚がんの増加が危惧されています。

◎上手な紫外線対策

光老化は、このように紫外線障害ですから、紫外線をカットすることで予防できます。紫外線対策は、早く始めるほど効果があります。18歳までに紫外線総量の半分を浴びていますから、10代の前半からスタートするのが望ましいのです。

紫外線は大気中に散乱し、曇りや雨の日でも地表に到達します。とくにA波は窓ガラスやカーテンを通過しますから、室内にいても安心はできません。また、紫外線はアスファルトや雪、水面などに反射しますから、下からの紫外線にも注意が必要です。

まず、これらの紫外線をなるべく浴びないようにします。外出時は帽子、日傘、長袖シャツ、サングラスなどを着用し、日焼け止めクリームやUVケア化粧品を使用します。UVケア化粧品にはSPFとかPAといった表示があります。SPFはB波をブロックする効果を表す数値で、この数値が高いほど皮膚の赤みや炎症を防ぐ効果が高くなります。PAはA波をブロックする効果を表します。4段階に区分され、+が多いほど皮膚の黒化を防ぐ効果が高くなります。生活シーンに合わせた紫外線防止用化粧品の選び方の指標を次ページの図に示します。参考にしてください。

服装について考えてみましょう。濃い色の洋服は、夏はいかにも暑苦しく感じますが、紫外線を一番カットする洋服の色は意外なことに「黒」なのです。さらに、「黒くて生地が厚く目のつまった織り方の衣類」が紫外線を最も通しにくく、そのうえUVカット加工が施してあれば遮蔽効果はより上がります。

黒の次は、ターキス（ターコイズ）、イエロー、オレンジ、ピンク、オフホワイトの順になっているそうです（UVカット加工が施されているものの方が、未加工よりもカット率が高くなっていきます）。

近年、UVカット加工が施された洋服も見かけるようになりました。

生活シーンに合わせた
紫外線防止用化粧品の選び方

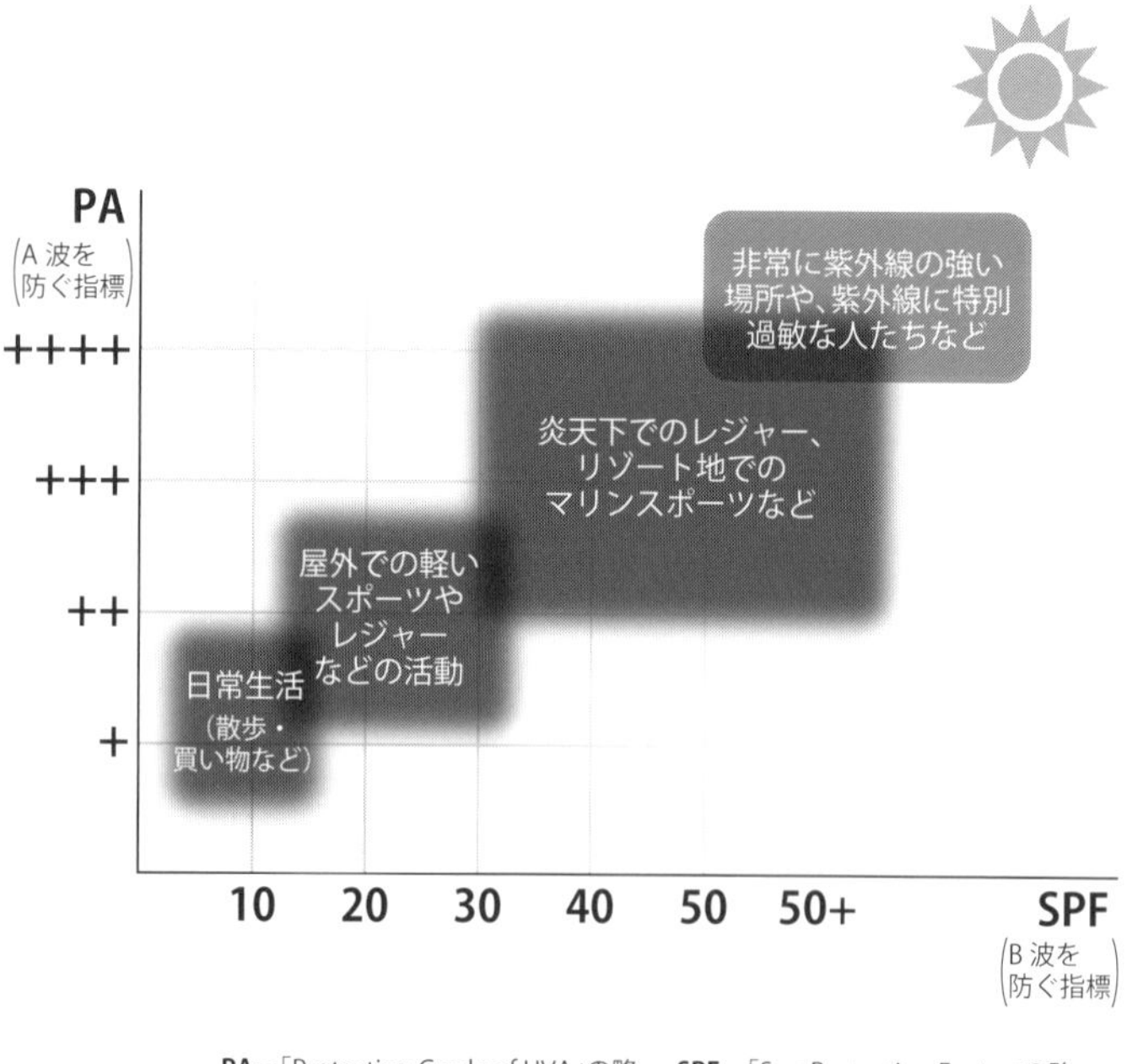

PA＝「Protection Grade of UVA」の略。　**SPF**＝「Sun Protection Factor」の略。
※出典：日本化粧品工業連合会編『紫外線防止用化粧品と紫外線防止効果』より

オーストラリアやニュージーランドは紫外線防御に対する意識が強く、「日焼け止め防止衣料の評価と分類」が独自に制定され、効果をUPF（ウルトラバイオレット・プロテクション・ファクター）という数値で表し、衣服購入の際の一つの目安になっています。

紫外線対策としては、帽子や日傘なども積極的に活用しましょう。帽子については興味深いデータがあります。つばが短いものだと紫外線をほとんど防止できないのに対し、四方に10センチほどのつばがある帽子だと、紫外線をほとんどカットできるというのです。

少しの気のゆるみや、気づかない間に浴びているわずかな量でも、日々、紫外線の量は積み重なっていきます。日頃から多少注意することで紫外線はカットできます。洋服や帽子を買われる時などは「紫外線」を意識してみてください。

体の中からも紫外線対策を

こうして紫外線をカットすると同時に、体の中からも紫外線対策をします。

光老化は、活性酸素による酸化の一つです。紫外線が皮膚に当たると、そこで活性酸素が生まれ、皮膚細胞やコラーゲンなどを傷つけて老化が起きるのです。ですから、活性酸素を除去する抗酸化作用の高い食品をとります。それは、ポリフェノールやビタミンC、ビタミンEの多い食品です。

ポリフェノールは植物由来の機能性成分で、野菜や果物のほとんどに含まれています。ビタミンCはイチゴや柑橘類などの果物や葉物野菜、ビタミンEはアボカド、ナッツ類、うなぎなどに多く含まれています。

こうして内と外から紫外線対策を行えば、肌を若々しく保つことができます。

アトピー性皮膚炎

アトピー性皮膚炎は、かゆみをともなう慢性的な炎症が起きる病気です。花粉症やアレルギー性鼻炎などと同じアレルギーの一種で、患者さんは特定の物質に反応する抗体を持っています。この抗体をＩｇＥ抗体といいます。

アトピー性皮膚炎は、良くなったり悪くなったりをくり返しながら、長い経過をたどります。以前は乳幼児に多い病気でしたが、最近は大人になってから発症する人も多く、より難治化しています。

なぜアトピーになってしまうのか、原因はまだ解明されていません。いろいろな要因が重なり合って発症し、悪化すると考えられています。基本的には、次の二つのことが発症の大きな要因になっています。

①皮膚のバリア機能の低下

皮膚には、外界からの異物の侵入や攻撃を防ぎ、体内の水分が蒸散するのを抑えるバリア機能があります。しかしこのバリア機能を担っている表皮の角質層が乾燥したり傷ついたりすると、バリアにほころびが生じて、外からの異物が侵入しやすくなります。また皮膚が乾燥すると外からの刺激に敏感になり、炎症を起こしやすくなります。

②免疫システムの過剰反応

異物が体内に侵入したときに働くのが「免疫」です。免疫は、異物が生体にとって危険なものと判断したら、それを排除する抗体をつくって異物を無害なものに変えます。ところが、無害なものにまで過剰に反応し、抗体をつくってしまうのがアレルギーです。

アレルギーの原因となる物質（アレルゲン）には、いろいろなものがあります。多いのは、ハウスダスト、カビ、ダニなどですが、卵や乳製品、大豆製品などの食品もアレルゲンになります。さらに、遺伝的要因や食事、環境、ストレスなど、さまざまな要因が加わってアトピーは悪化していきます。

◎治療法とスキンケア

アトピー性皮膚炎が疑われたら、1型アレルギー検査を行います。アトピーの人の約8割はIgE抗体が高いのですが、必ずしも高くない人もいます。

治療は、アレルギー反応や炎症の抑制を中心に、薬物治療が行われます。内服薬はかゆみを抑える抗ヒスタミン剤、アレルギー反応を抑える抗アレルギー剤、外用薬は炎症を抑えるステロイド軟膏、非ステロイド消炎剤などを使います。症状によって薬の使い方が変わってくるので、そのつど、症状に合った適切な治療を続けることが大事です。

また、皮膚を清潔に保つために、刺激の少ない石鹸で、よく泡立てて顔や体を洗います。タオルやスポンジは肌を傷つける恐れがあるので、手で洗ってください。洗った後の皮膚はどんどん乾燥していきますから、洗い終わったらすぐに処方されている外用薬をつけます。また、白色ワセリンなどで肌の保湿を心がけることも大事です。

普段の生活では、できるだけアレルゲンを遠ざけます。ダニやカビが増える季節は、換気をよくし、こまめに掃除をします。肌に触れるものは天然素材のものを選び、皮膚への刺激をなるべく減らします。

症状がひどいときは落ち込むこともありますが、睡眠をよくとり、ストレスをためないように、なるべく気持ちに余裕を持つように心がけましょう。

コラム　皮膚がんを見分けるには

肌にポツンとできた、茶色っぽいシミ。シミだと思って放置していたら、皮膚がんだったということもあります。日本人はメラニン色素が多いので、これまで皮膚がんになりにくいと考えられてきました。メラニン色素は紫外線を吸収し、皮膚の細胞を紫外線から守る働きがあるのです。ですから色が黒いことも、それほど悪いことではありません。

皮膚がんには、基底細胞がん、有棘細胞がん、悪性黒色腫（メラノーマ）、パジェット病などいろいろなものがありますが、最も悪性度が高いのがメラノーマです。表皮のいちばん下にある基底層のメラノサイトという細胞ががん化したもので、「ほくろのがん」と呼ばれています。足の裏や手のひらに好発し、早期の段階からリンパ節や骨や肺などに転移します。正常な皮膚との境界が不鮮明で、色に濃淡があるなど、シミやほくろとは違ういくつかの特徴があります。

次に悪性度が高いのが、有棘細胞がんで、顔や腕、脚などにできます。正常な皮膚との境界が不鮮明で、皮膚の上に盛り上がり、ゴツゴツしています。

皮膚がんとシミやほくろは、なかなか見分けられません。次のようなシミやほくろは、要注意です。

・盛り上がっている。
・大きさや色が変わる。
・皮膚との境界が不鮮明。
・さわると、ゴツゴツ、ザラザラしている。
・色にムラがある。
・出血や炎症がある。

皮膚がんは、数少ない「見えるがん」です。おかしいなと思ったら、すぐに医療機関を受診しましょう。

5月

春は、心が不安定になりやすい季節です。昔から「木《こ》の芽どきは心も体も不調になりやすい」と言われていました。また、新入社員や新入生が入社（入学）早々陥るうつ症状は「五月病」と呼ばれています。春は季節の変わり目というだけでなく、多くの人にとって環境が変わる時期です。そのストレスにどう対処するか。それは、すべての人のメンタルヘルスケアにつながります。

（メンタルヘルス……心の病気を知る）

「心の病気」とは何でしょうか。それをひと言でいうのは、むずかしい時代になりました。昔は精神病といえば、うつ病、双極性障害（以前は躁うつ病）、統合失調症（以前は精神分裂病）が代表的な疾患でしたが、いまは病気が細分化され、心の病気といっても、さまざまなものがあります。また、同じ病名でも、人によって症状が異なったり、心だけでなく体の症状をともなうこともあります。

心の病気が捉えにくい理由の一つは、体の病気の診断法と考え方がまったく異なるからでしょう。体の病気の場合、病名は臓器の種類や部位、原因によってつけられ、検査をすれば悪いところが画像や数値で確認できます。

しかし心の病気は、おもに脳を対象にしています。また原因がわかっていない疾患が多く、検査によって悪いところが画像化されたり数値化されにくいという特徴があります。ですから診断がむずかしく、同じ患者さんでも、診断する医師によって病名が異なることもあります。

心療内科という診療科名の標榜が1996年に認められて以来、心の病気で医療機関を受診する患者さんが増えています。また病気の種類も増えており、私がざっと調べただけでも18にのぼりました。

うつ病、双極性障害（躁うつ病）、統合失調症、適応障害、解離性障害、強迫性障害、睡眠障害、摂食障害、発達障害、パニック障害、不安障害、パーソナリティ障害、認知症、アルコール依存症、薬物依存症、ＰＴＳＤ（心的外傷後ストレス障害）、性同一性障害、てんかん……。このように多様な病気がある中で、最も患者数が多いうつ病について見てみましょう。

うつ病

うつ病の患者さんが増えています。厚生労働省が3年ごとに行っている「患者数調査」によると、うつ病などの気分障害で2014年に病院を受診した患者数は111万6000人あまり。1996年（43・4万人）の2・6倍にのぼります。

このようにうつ病が増えている背景には、次のようなことがあげられます。

①経済的な格差や社会環境など、さまざまなストレスの影響で抑うつ状態になる人が増えている。
②うつ病についての認識が広まって、医療機関を受診する機会が増えている。
③うつ病の診断基準の解釈が広がっている。

うつ病のおもな症状は、抑うつ感や無気力、無関心などです。気分が落ち込んだり、憂うつになることはだれにでもありますが、健康な人はしばらくするとその状態から立ち直れます。ところが、その症状がいつまでも続き、日常生活を送るのに支障が出るほどつらくなると、うつ病が疑われます。

うつ病のサインは、自分で感じる症状と、まわりの人が気づく症状があります。それを見逃さないで、早めに専門医を受診することが大事です。

◆自分で気づくサイン

憂うつ感、気分が重い、気分が沈む、悲しい、不安、イライラする、元気が出ない、集中力がない、好きなことに興味がなくなる、細かいことが気になる、自分を責める、物事を悪いほうに考える、死にたくなる

◆まわりが気づくサイン

表情が暗くなった、涙もろくなった、反応が遅い、落ち着きがない、仕事のミスが増えた、趣味やスポーツ、外出をしなくなる、飲酒量が増える

◆身体症状

食欲が低下する、体がだるい、疲れやすい、眠れない、性欲の低下、頭痛、肩こり、動悸、胃の不快感、便秘、めまい、口が渇く

うつ病の状態をひと言でいうと、「体は健康なのに、体を動かすエネルギーがない状態」です。それは、ガソリンが切れた自動車のようなものです。ガソリンがなくなれば、いくらアクセルを踏んでも車は動きません。

うつ病になりやすい人の多くは、まじめで、わき目もふらずに物事に取り組むタイプです。ですから、ガソリンが切れていても気づかず、アクセルを踏み続けて、疲れ果ててしまうのです。

そこで、ストレスチェックが必要になってきます。ストレスチェックは、車でいえばメーター類をチェックして、みずから異常がないか確認する作業です。それによってストレスに気づけば、それ以上ストレスをためないようにブレーキをかけることができます。

ストレスチェックシートは、厚生労働省などが導入している検査シートなどがあります。気になる方は一度チェックして、自分のストレス度を調べてみましょう。

治療法と経過

うつ病の治療は、十分な休養をとったうえで、抗うつ剤などの薬物治療や、カウンセリングなどによる精神療法を行います。精神療法では、偏った認知を修正して気分や行動を変化させようとする「認知行動療法」がよく知られています。

うつ病の中でも、「内因性うつ病」や「大うつ病性障害」で、ほかの精神疾患を合併していない場合は抗うつ剤が有効なことが多く、高い割合で治癒します。しかし治癒後も、再発予防のために、薬物療法や精神療法を十分行う必要があります。「抑うつ性神経症」や「気分変調性障害」と診断された場合は、環境を調整したり、自分の性格や状況にどのように対処していけるかといったことが、病気の経過や結果（転帰）を大きく左右します。

「大うつ病性障害」と診断され、不安障害や人格障害など他の障害を併せ持っている場合は、治療も複雑になり、改善するまでに時間がかかります。

睡眠障害

うつ病の随伴症状として、しばしば起きるのが睡眠障害です。心の病気がなくても、「眠れない」と悩んでいる人は多いのではないでしょうか。最近では子どもにも睡眠障害が広がり、不眠外来や睡眠外来を設けている医療機関も増えてきました。

睡眠障害が蔓延している背景には、ストレス社会があります。睡眠は自律神経に支配されており、暗くなって副交感神経が優位になると、気分がリラックスして血圧や脈拍が下がり、だんだん睡眠モードに入っていきます。しかしストレスフルな社会では、交感神経の緊張が夜になっても続き、副交感神経への切り替えがうまくできなくなっているのです。加えて24時間社会になり、日中働いて夜眠るという生活のパターンが崩れてきています。都市部では夜中でもこうこうと灯りがつき、寝る時間も人によって違います。こうした、本来の睡眠リズムに反する生活が、睡眠障害を起こしているのです。

睡眠障害には大きく分けて、不眠症と過眠症があります。不眠症は寝付きが悪い、熟睡できない、朝早く目が覚めて眠れなくなってしまうといった「眠れない」という訴え、過眠症は睡眠時間を十分とっているにもかかわらず、日中も強い眠気があり、覚醒感が乏しい状態です。どちらも、「よい眠りが得られていない」という点では同じです。

よい眠りがとれないと、脳（大脳）が休むことができません。体の疲れは、横になっていればある程度回復しますが、脳は起きている間中フル稼働しているので、眠ることでしか休息できません。もし眠らないでいれば、大脳は疲れ果ててしまい、誤った指令を出してしまうこともあります。睡眠のいちばんの目的は、大脳をゆっくり休ませて、メンテナンスすることです。

また、深い眠り（ノンレム睡眠）に入ると、成長ホルモンが分泌されます。成長ホルモンには、日中の活動で疲労したり、破損した体組織を修復・再生する働きがあります。それによって体の疲れがとれ、体力がついて病気を防ぐことができます。心身が健康でいるためには、よい眠りにつくことが欠かせないのです。

睡眠障害を克服するには

睡眠障害は、睡眠薬では治りません。しかし、眠れないのはつらいので、睡眠薬を飲みながら少しずつ睡眠のリズムを整えて、睡眠薬を減らしていくという治療のシナリオが必要です。そのために、「光療法」が有効です。

光療法では、朝、太陽光または高照度光療法器具を用いて、２５００ルクス以上の光（多くは５０００～１００００ルクス）を２～３時間当てます。この光を目で捉え、脳に伝えると、メラトニンという脳内ホルモンの分泌が抑えられ、体内時計がリセットされます。メラトニンは体内時計に働きかけて、睡眠と覚醒をコントロールするホルモンで、「睡眠ホルモン」とも呼ばれています。

こうして、朝、メラトニンの分泌が止まると脳は覚醒し、体は活動状態になります。それから14～15時間経つと、体内時計からの指令でメラトニンが分泌され、その分泌が高まったとき、睡眠が訪れます。このリズムをつくるために、光療法を行います。

光療法は、体内時計の時間のズレが治るまで、毎日行います。体内時計のズレが治ると、朝、メラトニンの分泌が止まり、スッキリ覚醒できるようになります。

コラム
メンタルトレーニング

心の病気を予防するには、気持ちを切り替えたり、集中力を高めたりするメンタルトレーニングが有効です。その中で、手軽にできるメンタルトレーニングを紹介しましょう。それは、ポジティブな思考回路を構築するトレーニングです。

「プラス思考を持ちましょう」「気持ちを前向きに」と、よくいわれます。しかし、そう簡単にプラス思考に切り替えたり、前向きの気持ちになることはできません。なぜなら、私たちの思考の中では、ポジティブよりもネガティブな思考のほうが優勢で、大きくなりやすいからです。実際に普段の生活では、ネガティブな思考回路を使っている人が圧倒的に多いのです。したがって自然にまかせていたら、どんどんネガティブ思考が大きくなってしまいます。

この流れを阻止する方法として、ポジティブな言葉でお願いごとをくり返す方法があります。くり返すうちに、だんだんポジティブな思考回路が構築されていきます。

たとえば、

「できないかもしれない」↓「できるかもしれない」、

「失敗したらどうしよう」↓「うまくいったらどうしよう」、

「本番は緊張する」↓「本番はワクワクする」、

「雨の日はいやだ」↓「雨の日は落ち着く」などと言い換えます。

こうしてプラス思考の言葉を使うことによって、ドーパミン系の神経回路が活発になり、幸せな気分になったり、潜在能力を生かせるようになります。

私の好きな名言がありますので、ご紹介しましょう。

将棋界の超有名人である、羽生善治先生のお言葉です。「天気と同じように、晴れの日もあれば、雨の日もある。そう割り切っています。雨はいつか止むだろうし、晴れの日はいつまでも続かない」。

私もまったく同感です。体調も心の状態も、悪い時もあれば、いい時もあるのです。

夏

注意すべき病気と健康管理の秘訣

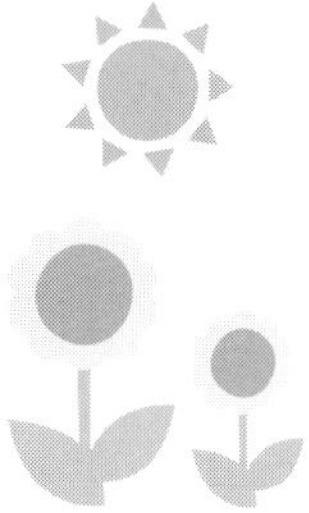

気温が上がり、紫外線の強い夏は、体にとっては過酷な季節です。近年は気温が体温より高くなる日も珍しくなく、その暑さに体の機能が追いつけなくなっています。

気温が高い上に、海に囲まれている日本はもともと湿度の高い国です。この高温多湿の環境下では、食中毒や感染症が起きやすくなります。

細菌やカビなどの微生物は、一般に気温と湿度が高い環境を好みます。食品についた微生物は、食品を栄養源にして急速に増殖し、食中毒を起こします。また、微生物が湿った皮膚に住みつけば、水虫などの皮膚病の原因になります。

梅雨が明ければ、今度は直射日光が容赦なく降り注ぎます。昔は、日光によく当たる人はかぜをひかないとか、長生きだとか言われました。しかし今は、強い日差しが熱中症や紫外線による皮膚トラブルを引き起こします。

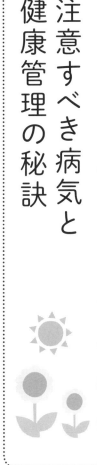

さて、夏といえばビアガーデンです。暑さをしのぐために、どうしても冷たい飲み物が欲しくなります。しかしビールばかり飲んでいると、お腹をこわして体力が消耗するだけでなく、アルコール性肝障害になったり、急性アルコール中毒を起こすこともあります。7月には肝臓をいたわる肝炎デーがありますから、ビール好きはしばしば、自分の肝臓と向き合ってください。

夏かぜ、夏バテも、夏特有の症状です。湿度が高いと汗でぬれた下着が乾きにくく、冷房で急激に温度が下がるとかぜをひきやすくなります。また、外気温と室内の温度差は自律神経を狂わせ、夏バテの原因になります。エアコンをきかせすぎるのではなく、自然を利用した涼を取りましょう。打ち水や風鈴、すだれ、植物を使った緑のカーテンは、昔ながらの日本人の知恵です。

夏は、暑さに逆らって仕事をするより、思い切って夏休みを取り、暑さを逆手にとって遊ぶのもいいでしょう。夏こそ暑いところに旅行する人もいますし、海水浴も夏山登山も、夏ならではの楽しみです。

6月

6月といえば、梅雨の季節です。最近はゲリラ豪雨のような激しい雨が降ることも多くなりましたが、雨が多い高温多湿の環境は、不調や病気が出やすくなります。湿度が高くなると、水を処理する機能が低下したり、体内の水を発散させにくくなるからです。このように体に水がたまりやすい状態を、漢方では「水毒」と言います。この水毒が、梅雨独特の体の不調を招きます。

（関節リウマチ）

関節リウマチは、手足を初めとする全身の関節に炎症が起きて、腫れや痛みが出る病気です。30代～50代を中心に女性の発症が多く、女性の患者数は男性の4～5倍にのぼります。この病気の明確な原因はまだ特定されていませんが、免疫異常によって引き起こされると言われています。

免疫とは、外敵から体を守るために備わっている体の防御機能のことです。細菌やウイルスなどの病原体が関節に入ると、それを排除するためにリンパ球という免疫細胞が関節に集まってきます。リンパ球はＴＮＦα（ティー・エヌ・エフ・アルファ）などのサイトカインという物質を出して、他の免疫細胞や関節の細胞（おもに滑膜の細胞）と連携をとり、病原体をやっつけようとします。このサイトカインが出続けると、自分自身の組織を攻撃して炎症を起こし、関節が破壊されていくのです。

症状は、多くは朝のこわばりから始まります。朝起きたとき、手の指が曲げにくい、腫れぼったいという症状が左右の手に対称に出ます。

症状は指の付け根や第二関節が多く、第一関節には出ません。炎症が続くと痛みや腫れはひどくなっていき、同時に、微熱、倦怠感、食欲不振などの全身症状も現れます。こうした痛みや腫れは、漢方でいう典型的な水毒の症状です。

進行すると、大きな関節にも炎症が及んできます。関節炎が長期間続くと軟骨や骨が破壊され、関節が拘縮《こうしゅく》・変形して日常生活に支障が出るようになります。最終的には、車椅子の生活になったり、寝たきりになることもあります。また、涙や唾液が少なくなるシェーグレン症候群、肺線維症や間質性肺炎などの肺疾患、上強膜炎などの眼疾患などを合併することもあります。

診断と治療法

関節リウマチは、発症から2年以内に骨や軟骨がこわれていくと言われています。関節に痛みが出る病気はほかにもありますから、症状が出たらなるべく早く医療機関を受診し、検査を受けてください。早期に発見して適切な治療を受ければ、関節の破壊を免れて、支障なく生活できます。

リウマチの検査は、リウマトイド因子を調べる検査で患者さんの約80％が陽性になりますが、発症早期では反応が出なかったり、リウマチ以外の人や健康な人でも陽性になることがあります。

しかし抗ＣＣＰ抗体検査では早期でも陽性反応が出て、80～90％という高い確率でリウマチの診断ができるようになりました。これに、ＣＲＰ検査やＥＳＲ検査で炎症反応の有無を調べたり、関節のＭＲＩ検査を行って確定診断をします。

リウマチの治療は、寛解の状態（症状がなくなる状態）を保つことを目標に行います。治療は薬物療法が中心で、消炎鎮痛剤、抗リウマチ薬、ステロイド薬を病気の状態に合わせて処方します。最近、新しい抗リウマチ薬（サイトカイン阻害薬）が出て、リウマチの治療効果が格段に上がりました。

また、投薬治療と並行して、関節の機能を保つリハビリテーションも行います。

湿気はリウマチを悪化させる要因の一つですから、湿気を取り除くことも大事です。こまめに喚気をしたり、除湿器で湿度を下げましょう。寒冷、疲れ、ストレスなどもリウマチの症状を悪化させます。

神経痛

神経痛は、何らかの原因によって末梢神経が刺激され、その神経に沿って急激な痛みが出る病気です。腫瘍や炎症、外傷など原因がわかっている症候性のものと、原因がわからない特発性のものがあります。どちらも、針で刺されたようなピリピリした痛みが、不規則的にくり返し起こります。

神経痛の呼称は、痛みが起きる神経によって変わります。発症の多い三つの神経痛について、見てみましょう。

①三叉神経痛

三叉神経は、目の奥からおでこ、頬、あごの3本に枝分かれしており、顔の感覚（熱い、冷たい、痛いなど）を伝える神経です。この神経が圧迫されると、顔の左右のどちらかに突然激しい痛みが出て、数秒のうちにおさまります。数分続いたり、ジリジリするような痛みは、三叉神経痛ではありません。

最近、原因不明とされる特発性三叉神経痛の原因が、動脈硬化で膨らんだ血管に圧迫されて起きることがわかりました。ストレスや疲れによる自律神経の乱れなども、発症に関係しているとされています。

②坐骨神経痛

お尻から太ももの後ろ、ふくらはぎを通って足先まで走行している坐骨神経に痛みが出るものです。原因はさまざまですが、腰部脊柱管狭窄症や腰部椎間板ヘルニアなど、脊椎の病変にともなって起きることが多く、変性した椎間板や周辺の骨が坐骨神経を圧迫するのが原因です。お尻から足先まで、電気が走るような痛みと痺れがあり、歩けなくなってしまうこともあります。

③肋間神経痛

背中から肋骨に走行する肋間神経に、突然チクチクした痛みが出ます。筋肉や骨に神経が挟まれて起きることが多く、呼吸によって胸郭が動くとさらに痛みが強くなります。また、帯状疱疹が原因で起きる肋間神経痛もあります。

肋間神経痛に似た痛みに狭心症があります。肋間神経痛の治療を受けても痛みが取れないときは、狭心症や他の病気の可能性もあります。

神経痛には、上記以外にも舌咽《ぜついん》神経痛や後頭神経痛などがあります。神経痛の痛みは、雨が降ったり低気圧が近づくと悪化することが多く、リウマチや関節炎などと並んで気象病の一つとされています。

診断と治療法

痛みを起こしている末梢神経に圧迫や炎症があるかどうか、CTやMRIなどの画像検査を行ったり、筋電図検査で神経の信号の伝わり方などを調べます。

治療は、まずは痛みを和らげることが先決です。痛みを抑える薬物療法や理学療法、痛みの伝わる経路を麻酔薬でブロックする神経ブロック療法などが行われます。

三叉神経痛の場合、原因が動脈硬化による圧迫であれば、圧迫している血管を取り除く外科療法が、根治療法として行われています。

坐骨神経痛の場合も、原因となる脊柱管狭窄症や、椎間板ヘルニアの手術が行われることがあります。しかし、手術をしても痛みが改善しないケースもあります。

神経痛の痛みはストレスからくることもありますから、ストレスや疲れをなるべくためないようにしましょう。また体を冷やさないようにし、お風呂に入ったり、適度な運動で血流をよくすることも大事です。天気のよい日は日光と風を部屋に入れ、湿気を防ぎます。

コラム 水虫

水虫も梅雨どきに多い疾患の一つです。

「水虫の話題なんて汚くてイヤ……」と思う人も多いかもしれませんが、今は5人に1人が水虫の時代。男性ばかりでなく、女性でも水虫に悩まされる人は増えています。

水虫は、正式には「白癬」といい、白癬菌というカビの一種が足などに繁殖して起こる皮膚の病気です。白癬菌は、皮膚からはがれ落ちる角質（鱗屑《りんせつ》）の中にも生きています。

それを素足で踏んだりして菌が付着することにより感染するのです。しかし、それだけですぐに水虫になるわけではありません。感染するのは、傷ついた角質に洗い流されずに残った菌が入り込み、かつ繁殖しやすい環境にあった場合です。

水虫は、手足にできるものだけでなく、頭にできる「しらくも」、体にできる「たむし」、爪にできる「爪水虫」などいろいろあります。梅雨どきは高温多湿のうえに、雨の日は長靴を履くことが多くなります。長靴の中は白癬菌の繁殖に最適の環境で、足裏や足の指がとくに水虫におかされやすくなります。水虫は、一度かかると根治がむずかしいので、予防が大事です。皮膚にくっついてから、感染するまで24時間と言われています。その間が勝負です。しっかりと対策を立てましょう。

水虫対策は、清潔と乾燥の二つで決まるといっても過言ではありません。毎日足を指の間までよく洗い、乾かします。靴や長靴を日光に干したり、5本指ソックスを利用するのもいいでしょう。薬は、患部をきれいに洗った後、皮膚が柔らかいうちにつけると効果的です（次ページのイラスト参照）。

水虫対策の秘訣

清潔・乾燥

水虫対策はこの二つで決まるといっても
過言ではありません。
毎日、しっかり手足を洗い、乾燥させることで、
進行抑制・予防につながります。
５本指ソックスをおすすめします。

外用薬

ただ患部につけるというのでは効果は半減。
きちんと患部を清潔にしたあと、
「皮膚がやわらかいうち」につけると
効果的です。

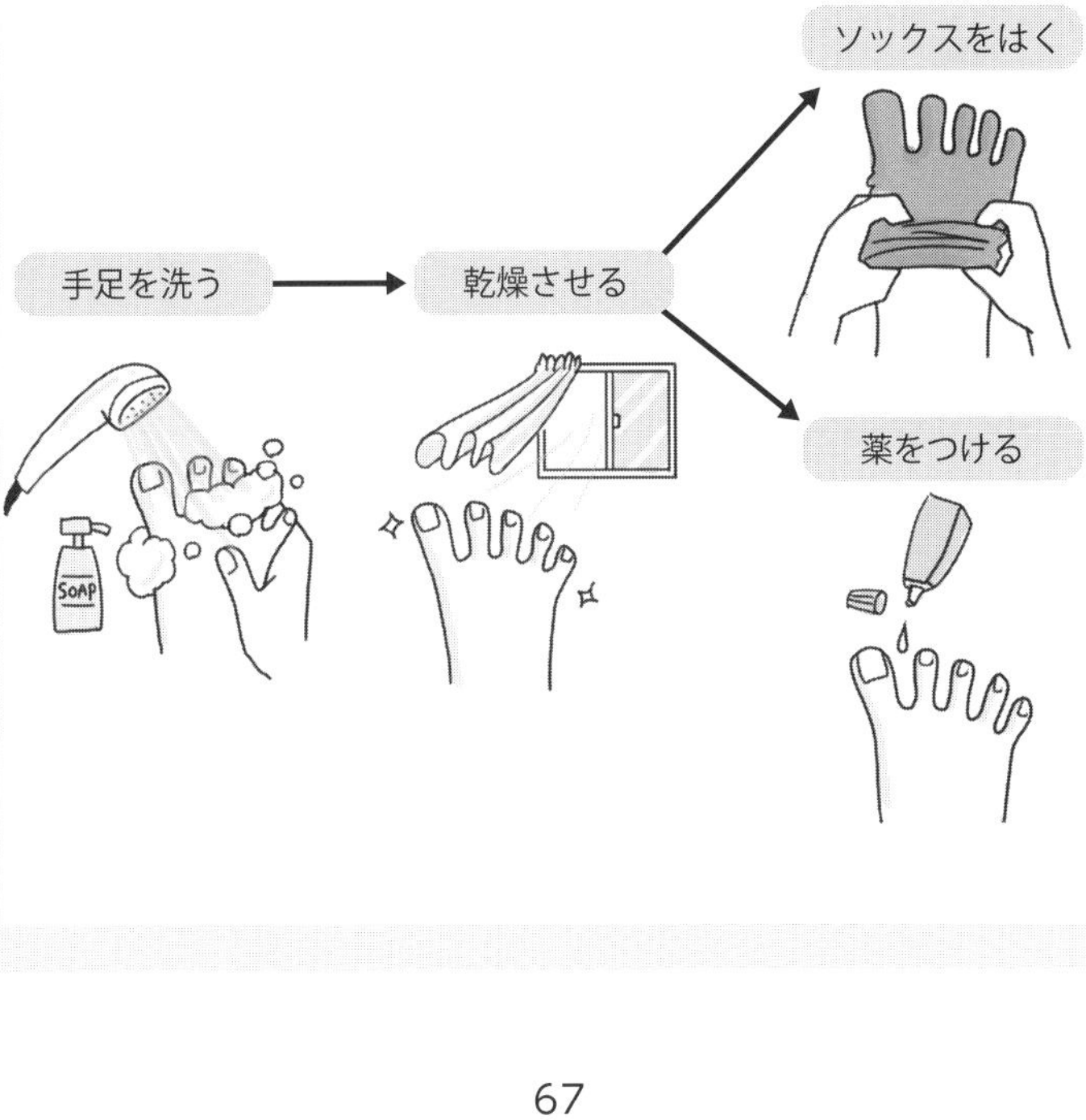

7月

7月28日の世界肝炎デーにちなんで、肝臓の健康について考えます。肝臓は人体の化学工場として多様な働きをしており、毎日酷使されています。しかし、異常があっても痛みなどの症状はなく、気づいたときにはかなり病気が進んでいることから、「沈黙の臓器」と呼ばれています。近年、非アルコール性脂肪性肝炎から肝臓がんに進展しやすいことがわかり、注目が集まっています。

脂肪肝とナッシュ

肝細胞に脂肪がたまる脂肪肝は、これまで比較的軽い病気と思われ、あまり注目されてきませんでした。しかし、アルコールをほとんど飲まない人に起きる脂肪肝は、非アルコール性脂肪性肝疾患（NAFLD）と呼ばれ、肝硬変や肝臓がんを引き起こす可能性のある怖い脂肪肝であることがわかってきました。

非アルコール性脂肪性肝疾患の多くは、進行しない良性の脂肪肝のままです。

しかし一部は肝臓に炎症が起こり、肝細胞が急激にこわされる非アルコール性脂肪性肝炎（nonalcoholic steatohepatitis:NASH／ナッシュ）になります。ナッシュになると、かなりの高率で肝硬変に進み、その一部は肝臓がんになります。

これまで、肝臓がんはウイルス性肝炎からなることが多く、肝臓がんの90％は、B型、C型肝炎から進展したものでした（とくにC型が多い）。しかしウイルス性肝炎の治療が確立され、B型、C型肝炎が原因の肝臓がんは減少しています。かわりに増えているのが、ナッシュ由来の肝臓がんです。ナッシュの背景にあるのは、糖尿病や肥満です。

アメリカの研究では、肥満は他のがんに比べ、肝臓がんを発生させるリスクが非常に高いこと、また、日本の糖尿病患者の死因は肝臓がん、肝硬変を合わせると、13・5％にのぼることから、糖尿病や肥満のあるナッシュ患者は肝硬変から肝臓がんに進行しやすいことが指摘されています。

治療法

ナッシュに対する有効な治療法はまだ確立されていません。ナッシュは生活習慣病ですから、食事や運動習慣を見直し、肥満や糖尿病、脂質異常症などの病気を改善させる努力が必要です。また、ナッシュでは過剰な鉄分の摂取が肝臓に負担をかけますから、瀉血《しゃけつ》療法（血液を抜く治療）で鉄を抜いたり、食事中の鉄を減らす鉄制限食を行います。

ウイルス性肝炎

肝炎は、肝臓の細胞に炎症が起きる病気です。

原因は、ウイルスの感染によるもの、アルコールや薬、寄生虫によるものなど、いろいろありますが、多いのはウイルス性肝炎です。日本ではA型肝炎、B型肝炎、C型肝炎が見られますが、ほとんどはB型、C型肝炎です。A型は水や食べ物を介して、B型、C型はおもに血液や体液を介して感染します。

①B型肝炎

以前は母子間感染や輸血などの医療行為で感染することが多かったのですが、ワクチン接種が行われたり、医療機関で感染対策がとられるようになって、母子間感染、医療行為での感染はほとんどなくなりました。

しかしB型肝炎ウイルスは感染力が強く、性行為などを介して感染することがあります。B型肝炎の多くは急性肝炎で一過性のものですが、欧米型のB型肝炎に感染すると慢性化することがあります。

②C型肝炎

輸血や血液凝固因子製剤による感染はほとんどなくなりましたが、覚せい剤などの回し打ち、刺青（タトゥ）、不衛生なピアスの処置などで感染します。

C型肝炎ウイルスに感染すると約70％の人が慢性肝炎になり、その後20年くらいを経て約30～40％の人が肝硬変になり、そのうちの約7％が肝臓がんになると言われています。

しかし、初期の慢性肝炎は自覚症状が少なく、自分が感染していることに気づかずに感染を広げてしまうこともあります。

B型、C型とも、ウイルスに感染してから症状が出るまで、1か月～数か月の潜伏期間があります。

また症状も、全身の倦怠感や食欲不振、発熱など、かぜに似た症状なので、肝炎の感染に気づかないこともあります。その間に、家族やパートナーに感染させているかもしれませんから、ウイルス性肝炎と診断されたら、必ず家族も検査を受けましょう。

診断と治療法

ウイルス性肝炎に感染しているかどうかは、肝臓が傷つくと血中に増えるＡＳＴ（ＧＯ

T）、ALT（GPT）の数値の上昇や、ウイルスのDNAなどを調べる検査でわかります。

急性肝炎は、発症してから数週間～2か月くらいで回復し、その後生涯にわたって免疫ができるので、再感染することはありません。

慢性肝炎については、抗ウイルス治療薬として、インターフェロンが投与されますが、副作用が強く、必ずしもこれでウイルスが排除できるわけではありません。しかし2014年以降、インターフェロンを使わないインターフェロンフリー薬が開発され、C型肝炎は内服薬でほぼ治癒するようになりました。

コラム　肝臓をいたわろう

世界保健機関（WHO）は2010年、ウイルス性肝炎の蔓延を防止し、患者や感染者に対する偏見・差別をなくすために、7月28日を「世界肝炎デー」に定めました。日本でもこの日を「日本肝炎デー」とし、肝炎への理解を深める啓発活動を行っています。

肝炎から肝臓を守り、肝臓を健康な状態に保つためには、日頃から肝臓をいたわることが大事です。食べ過ぎやアルコールの飲み過ぎは、肝臓に負担をかけます。それが脂肪性肝炎を招き、肝臓がんを引き起こす原因になります。肥満のある方は、食事をバランスよくとり、ご飯の量を減らしましょう。もちろんアルコールはほどほどに。

とはいえ、「バランスよく」といっても、何を食べてよいのかわからない人も多いでしょう。そのヒントになるのが、「まごわやさしい」です。「ま」は豆類、「ご」はゴマ、「わ」はワカメなどの海藻類、「や」は野菜類、「さ」は魚（魚介類）、「し」はシイタケなどのキノコ類、「い」はいも類。これをいつも念頭に置いて、食事をとるといいでしょう（次ページのイラスト参照）。また、肝臓によい青魚やカキも積極的にとるといいでしょう。

青魚の油に含まれるドコサヘキサエン酸（DHA）やエイコサペンタエン酸（EPA）などの不飽和脂肪酸は炎症を抑え、肝炎の進行を防止します。また善玉コレステロールを増やし、悪玉コレステロールを減らす作用もあります。

カキは、肝臓にたまった中性脂肪を排出し、コレステロールを排泄する胆汁酸の分泌を増やします。夏の岩ガキはへたった肝臓を元気にする、まさに海のミルクです。

肝臓を若返らせる食材の組み合わせ

キーワードは **「まごわやさしい」**

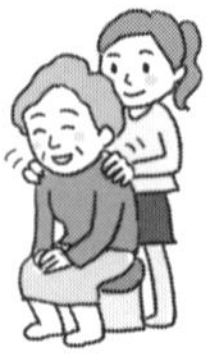

ま　豆類

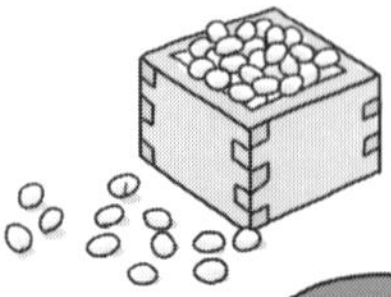

ご　ゴマ類

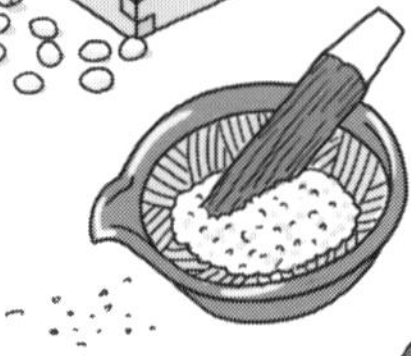

わ　わかめなど海藻類

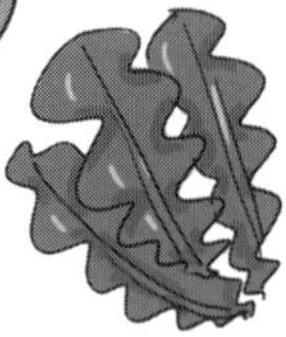

や　野菜類

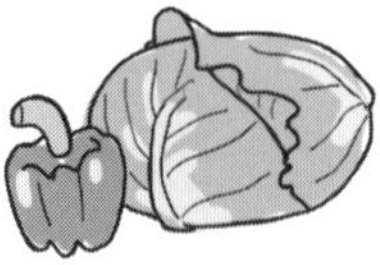

さ　魚（魚介類）

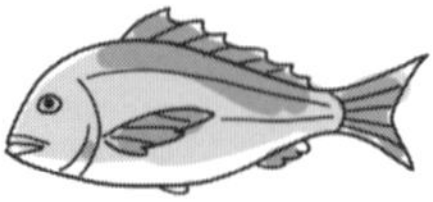

し　シイタケなどキノコ類

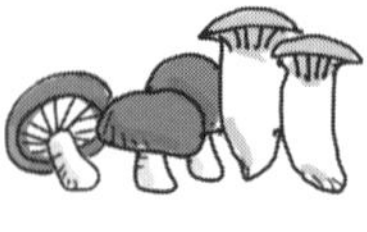

い　いも類

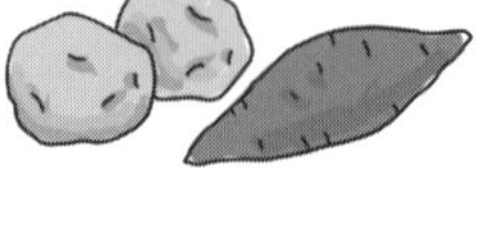

8月

温暖化の影響か、日本列島は年々夏の暑さが厳しくなっています。その暑さがピークに達するのが8月です。暑さで食欲が落ち、発汗で体力を消耗するため、健康な人でも体調を崩しがちになります。また、熱中症で倒れる人が増えて、体力のない人は命を落としてしまう危険もあります。夏こそ肉やうなぎを食べて体力をつけ、厳しい暑さを乗り切りましょう。

熱中症

暑くなると、毎年熱中症で救急搬送される人が増えてきます。熱中症は、高温多湿の環境下で起きる体の適応障害です。気温や湿度が高い状態のもとに長時間いると、体内の水分や塩分のバランスが崩れたり、体温調節がうまく働かなくなって、さまざまな症状が起きてきます。

以前は、炎天下や高温下で起きる症状は「日射病」や「熱射病」と呼ばれましたが、現在はそれらの病気を包括して、「熱中症」と総称しています。ちなみに日射病は直射日光を浴びることによって発症する熱中症、熱射病は症状が進行した重度の熱中症のことです。

熱中症の発症のメカニズムは、次のように説明できます。

気温が高くなると、人間の体は熱を放出して、体温を一定に保とうとします。そのとき、まずは皮膚の表面から空気中に熱を放出し、さらに汗をかいて熱を放出します。汗をかくと、その汗が蒸発するときに体から熱を奪い（これを気化熱と言います）、体温が下がるのです。

ところが気温がぐんぐん上がって体温より高くなると、皮膚から空気中に熱を放出できなくなります。すると、体温調節は発汗だけになります。そのとき、湿度が75％以上になると、汗をかいても蒸発しなくなります。気化熱も利用できなくなって、体に熱がこもってしまうのです。

熱中症は、長時間屋外で活動しているときだけでなく、室内で何もしていなくても発症します。今回新たに採用された「日本救急医学会熱中症分類」では、熱中症の重症度を「1度」「2度」「3度」という三つの段階に分類しています。それぞれの段階における主な症状について図にまとめてみました（次ページ参照）。

熱中症は、気温や湿度が高いといった環境条件と、個人の体調が重なることによって発症率がアップします。暑さに体が慣れていなかったり、睡眠不足や疲れがあると、熱中症

熱中症の重症度

今回新たに採用された「日本救急医学会熱中症分類」は、
熱中症の重症度を「1度」「2度」「3度」という
3つの段階に分類しています。

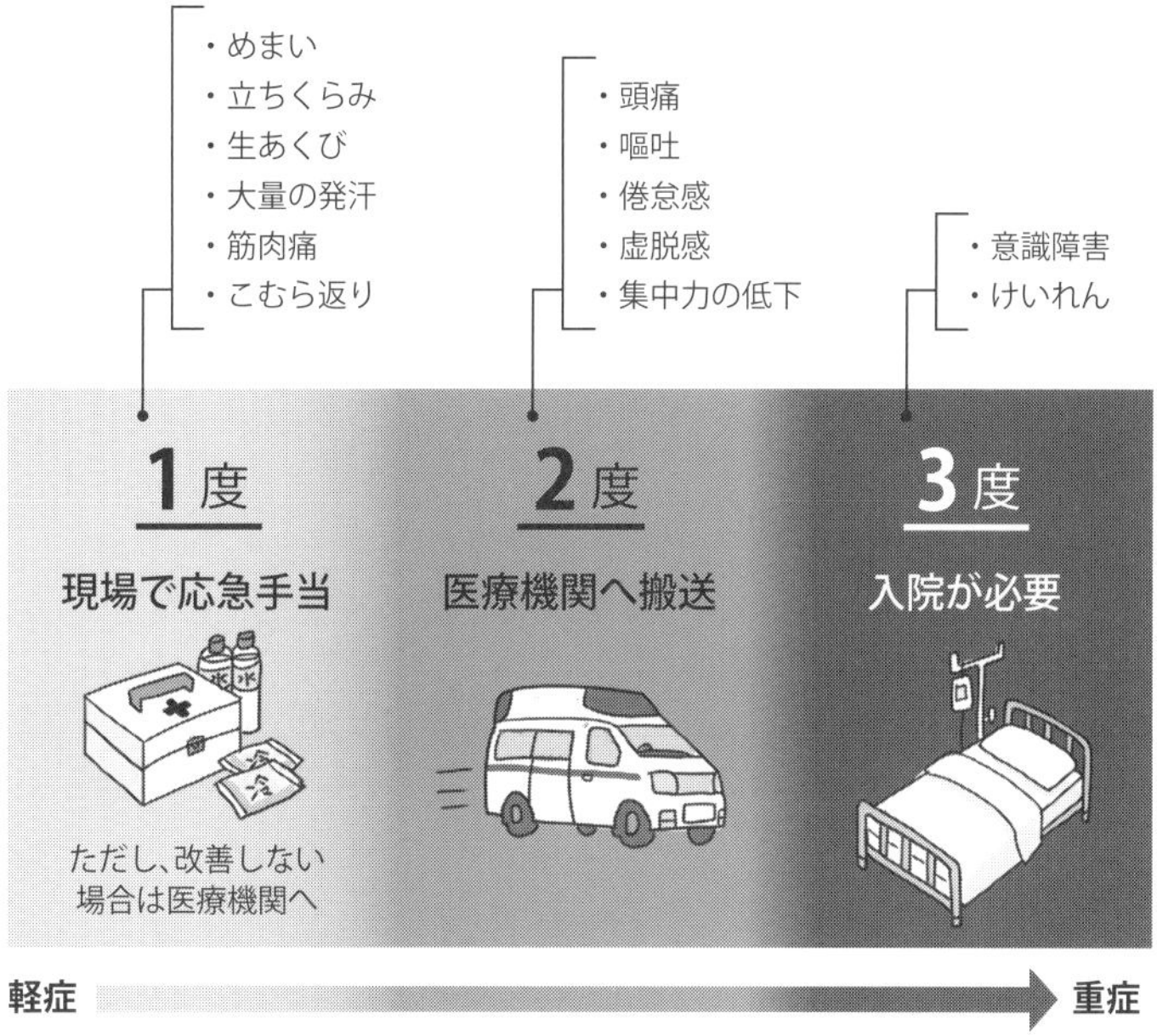

を起こしやすいので注意が必要です。

熱中症患者のおよそ半数は、高齢者（65歳以上）です。高齢者は暑さや水分不足を感じにくく、汗もあまりかきません。暑さに対する体の調節機能が低下しているので、のどの渇きを感じていなくてもこまめな水分補給が必要です。また、気温や湿度の高い日は無理な節電はせず、適度に扇風機やエアコンを使って室温を調節しましょう。

どれくらいの人が熱中症にかかる？

熱中症による救急搬送人員数について、総務省消防庁から、平成28年（5月から9月まで）の確定値が報告されていますので、その概要を紹介しましょう。

①平成28年5月から9月までの全国における熱中症による救急搬送人員数の累計は5万412人でした。前年同期間の5万5852人と比べると約1割減となっています。

②西日本、沖縄・奄美では、前年より救急搬送人員数が増加している傾向が見られます。これは西日本で夏（6～8月）の平均気温が高かったことや、沖縄・奄美で夏の平均気温が平年差＋1・1℃となり、1946年の統計開始以来、夏として1位の高温になったことも増加した要因の一つとして考えられました。

③全国の熱中症による救急搬送状況の年齢区分別、傷病程度別の内訳等については次の通りです。

・救急搬送人員数の年齢区分では、高齢者が最も多く、次いで成人、少年、乳幼児、新生児の順となっています。

・搬送された医療機関での初診時における傷病程度を見ると、軽症が最も多く、次いで中等症、重症、死亡の順となっています。

・都道府県別人口10万人当たりの救急搬送人員数は、熊本県が最も多く、次いで鹿児島県、岡山県の順でした。私が暮らしている岡山は何と第3位でした。

上手な予防法と対策

熱中症は適切な予防をすれば、防ぐことができます。また熱中症になっても、適切な応急処置をすれば、大事に至ることはありません。そのためには一人ひとりが熱中症の正しい知識を持ち、周囲の人にも気を配って、予防を呼びかけることが大事です。予防の基本は、「適切な水分補給」と「暑さを避けること」です。

①こまめな水分、塩分の補給

汗をかくと塩分も失われます。必ず水分と一緒に塩分も補給してください。水だけを飲むと、血中のナトリウム濃度が下がり、これ以上ナトリウム濃度を下げないために水を飲めなくなってしまい、脱水と同じような症状になってしまいます。高齢者や子ども、障害者は、のどが乾いていても渇きを訴えないことがあるので、周囲の人が気をつけて水分補給をしてあげましょう。

②暑さをしのぐ室内環境

扇風機やエアコンを使って温度調整を行い、ときどき換気をします。また、遮光カーテン、すだれ、打ち水などで室温が上がりにくい環境を確保します。子どもや高齢者がいる場合は、こまめに室温を確認し、暑くなりすぎないように気をつけます。

③体調に合わせた対策

体温調節が十分にできない子ども、高齢者、障害者はこまめに体温を測ります。通気性がよく、吸湿性・速乾性にすぐれた衣服を着用し、保冷剤、氷、冷たいタオルで適宜体を冷やしてあげるといいでしょう。

④外出時の注意

日傘や帽子を着用し、日陰を利用してまめに休憩します。気温が上がる日中の時間帯の

熱中症予防 **8**か条

1. 知って防ごう熱中症

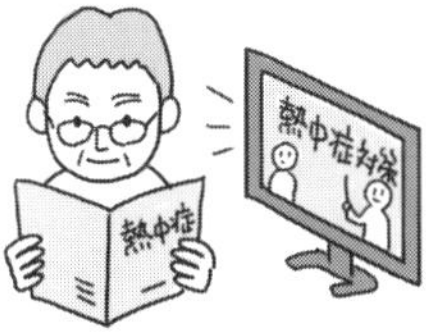

2. あわてるな、されど急ごう救急処置

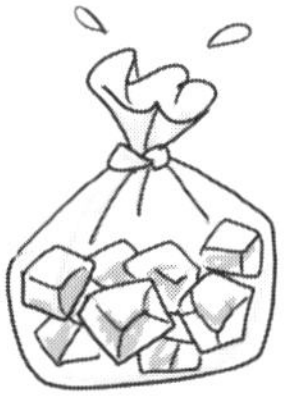

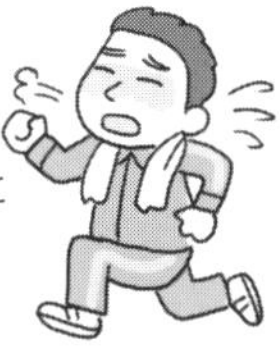

3. 暑いとき、無理な運動は事故のもと

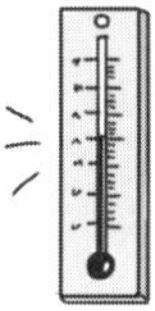

4. 急な暑さは要注意

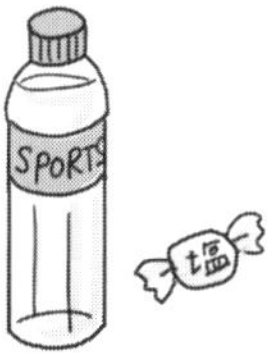

5. 失った水と塩分を取り戻そう

6. 体重で知ろう健康と汗の量

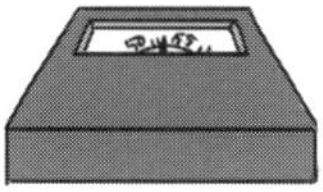

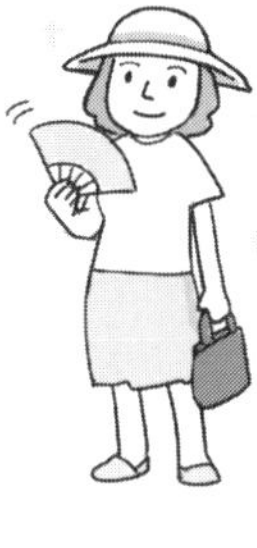

7. 薄着ルックでさわやかに

8. 体調不良は事故のもと

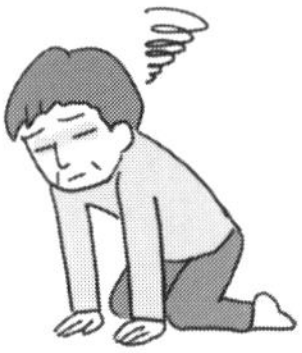

外出は、なるべく避けます。

熱中症をみんなで防ぐ

まわりの人たちが協力し、熱中症の予防を呼びかけ合うことも大切です。もし、熱中症と思われる人を見かけたら、次のような対処をしましょう。

①すぐに涼しい場所に避難させる。
②衣服を脱がせ、体を冷やす。
③水分、塩分を補給する。

自力で水を飲めなかったり、意識がないようなら、ただちに救急車を呼びます。

「熱中症予防8か条」を前ページにまとめました。参考にしてください。

夏かぜ

かぜは冬の病気、と思っている人もいるでしょうが、夏も油断はできません。かぜの原因となるウイルスは200以上あり、その中には、暑くて湿度が高い夏の環境を好むウイルスもいます。そういうウイルスに感染すると、夏でもかぜをひいてしまいます。また、夏は暑さやエアコンのかけすぎなどによって食欲が落ちるうえに、寝不足になりがち。免疫力が低下して、ウイルスに感染しやすくなります。

夏かぜの原因になるウイルスは、エンテロウイルスやアデノウイルスなどがあります。夏かぜをひくと、よくお腹をこわしますが、これはエンテロウイルスに感染したからです。「エンテロ」とは腸のことで、ウイルスがのどだけでなく腸でも繁殖するため、下痢や腹痛などの症状がひどくなります。

アデノウイルスも呼吸器と腸で繁殖しますが、「アデノ」とは「のど」の意味で、発熱とともに、のどの痛みや激しいせきなど、呼吸器の症状が強く出るのが特徴です。

夏かぜを防ぐには、外出後の手洗いとうがいが基本です。また、かぜが流行しているときは、人ごみを避けましょう。疲れを感じたらゆっくり休養し、朝の涼しいうちに散歩などをして体力を養います。

◉夏かぜをひいたら

冬かぜやインフルエンザと同じように、家でゆっくり休んで免疫力を高めることがいち

エンテロウイルス
に感染すると……

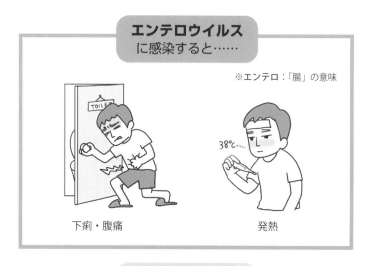

※エンテロ：「腸」の意味

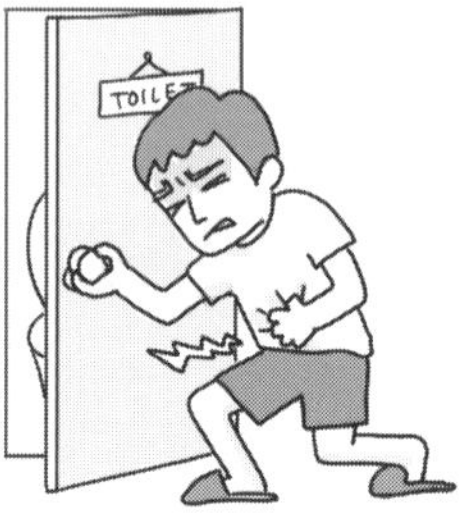

下痢・腹痛

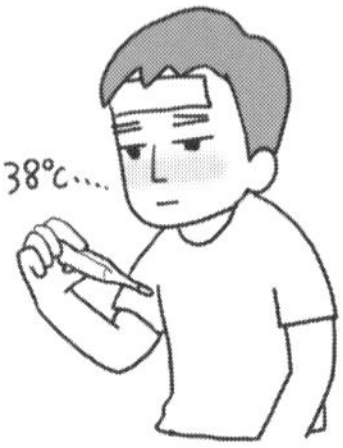

発熱

アデノウイルス
に感染すると……

※アデノ：「のど」の意味

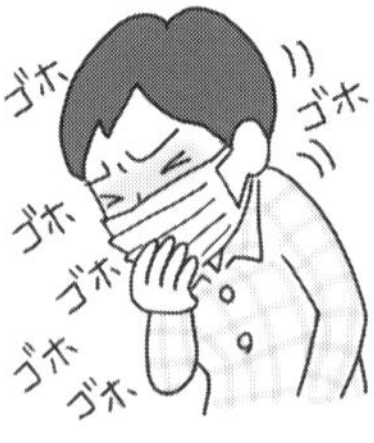

激しいせき

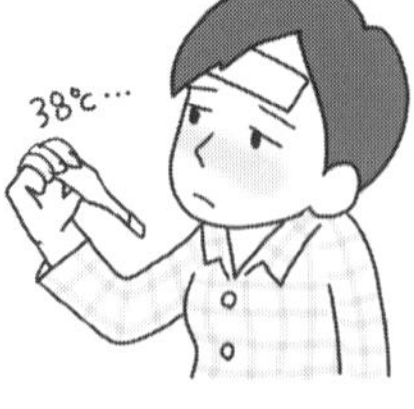

発熱

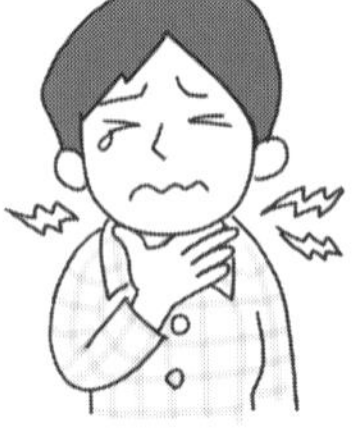

のどの痛み

ばんです。栄養のあるものを食べ、睡眠を十分にとって、体力をつけます。
・卵や魚など良質のタンパク質をとる。お腹をこわしているときは消化のよいものを少しずつでもいいから食べる。
・汗をかいたり下痢が続くと脱水症状を起こすので、水分を十分補給する。
・暑さで体力を消耗させないように、エアコンを上手に利用する。
・軽いうちなら、入浴して体を温めると回復が早まる。
・睡眠を十分とる。眠くなくても横になって体を休める。
　こうして安静にしていれば、自然に体力が回復し、ウイルスを駆逐できます。

　市販のかぜ薬で、かぜが治ることはありません。しかし、鼻水やせきなどの症状を抑えられれば、体力の消耗を防ぎ、回復を早める効果はあります。市販のかぜ薬を使う場合は、次のことに注意してください。
・抗ヒスタミン剤を飲むと眠気が起きるので、飲んだら車は運転しない。
・発熱はウイルスを排除しようとする体の防御反応なので、熱を出したほうが、回復が早まることがある。したがって解熱剤で熱を下げない。2～3日たっても熱が下がらない場合は、解熱剤を服用する。

・気管支喘息の人の1割は解熱剤で発作を起こすことがあるので、服用するときは医師に相談する。
・かぜによる下痢は、腸内のウイルスを便と一緒に排泄しようとして起きる症状なので、下痢止めの薬は飲まない。飲むとウイルスが排泄されず、回復が遅れることがある。ただし何日も下痢が続いたり、重度の下痢で体力の消耗が著しいときは服用も可。
・便に血が混じったり、1日に10回以上水っぽい便が出るようなら早めに病院を受診する。

普段からウイルスに負けない体力づくりを

暑さで食欲が落ち、発汗によって体力を消耗しがちな夏は、1日3食、規則正しく食事をし、高カロリー、高タンパク、低脂肪の食事を心がけましょう。

免疫力を高めるためには肉や魚、ビタミン・ミネラルの豊富な野菜を十分にとります。食欲がないからと、そうめんばかりをすすったり、インスタント食品のようなものばかり食べていると、免疫力が低下してかぜをひきやすくなります。

コラム

子どもの三大夏かぜの特徴と注意点

夏は子どもたちにとっては長い夏休みがあり、生活習慣が乱れがちです。あまり聞いたことはないかもしれませんが、子どもがかかりやすい夏かぜとして、手足口病、ヘルパンギーナ、プール熱と呼ばれる疾患があります。これらは、せき、くしゃみなどの飛沫から感染することが多く、発症すると数日間高熱が続きます。特効薬はないため、しっかり予防することが大切です。

・手足口病（てあしくちびょう）

コクサッキーウイルスの一種が原因となって起こるウイルス性疾患です。病名は手の平、足の裏、口内に水疱が発生する英語病名の直訳に由来しています。乳児や幼児によく見られる疾患ですが、成人にも見られます。乳児ではまれに死亡することもあるので、注意してください。

・ヘルパンギーナ

コクサッキーウイルスの一種が原因となって起こるウイルス性疾患です。潜伏期は2～4日程度で、初期症状として突然の高熱とのどの痛みがあります。その後、咽頭粘膜が赤くなり、口腔に1～5ミリ程度の小水疱が数個出てきます。小水疱が破れて潰瘍になると痛み、1～3日程度、熱が続きます。また、粘膜疹はそれよりも長引きます。
口の中が痛いので不機嫌になったり、拒食、哺乳障害が起きやすいのですが、予後はほとんど良好です。注意すべきは発熱時に熱性けいれんを伴うことがあり、まれに無菌性髄膜炎、急性心筋炎などを合併することがあります。この病気は、発熱が39～40℃の高熱で、発疹が口腔に限られる点が手足口病と異なっています。

・プール熱（別名、咽頭結膜熱）

ウイルスが、口・鼻の中やのどの粘膜、あるいは眼の結膜から体の中に入り込んで感染します。多くは学童までの小児ですが、免疫がない成人にも移ることがあります。一度感染を経験すると免疫ができますが、原因となるウイルスは複数なので症状が1回だけとは限りません。

コラム

夏バテ対策

暑い日が続くと、健康な人でも体調を崩すことがあります。いわゆる「夏バテ」です。

これは暑さによって自律神経が乱れるからです。夏バテの「バテる」は「疲れ果てる」が語源だといわれています。なぜ夏バテが起きるのでしょうか。

人間の体には、体温や血圧などの生理機能を常に一定に保とうとするホメオスタシス（恒常性維持機能）が働いています。ところが、夏の高温多湿の状態では、体温を一定に保つためにかなりのエネルギーを消費します。その負担が大きくなりすぎたり、長く続いたりすると、体内にたまった熱を外に放出できなくなり、体温を調節している自律神経のバランスが崩れて、さまざまな不調が出てくるのです。

近年はエアコンの普及によって、外気温と室内温度の差が大きくなりました。その急激な変化に自律神経が対応できないことも一因になっています。

よく起きる症状として、全身の倦怠感、思考力の低下、食欲不振、下痢、便秘、ときに発熱やめまいなども起こります。

夏バテを防ぐには、次のことに気をつけてください。

十分な休養をとって体を休め、バランスのよい食事を。疲労回復には、ビタミンB1の多い豚肉、大豆、うなぎなどを、ニンニクやタマネギと一緒にとるといいでしょう。

夏バテに効果がある食材、と聞いて最初に思い浮かぶのは何と言っても「うなぎ」ではないでしょうか。確かにうなぎには疲労回復に欠かせないビタミンB1、B2、B6、体の免疫力を高めるビタミンAが非常に豊富です。

本来、うなぎの旬は冬のため、以前は夏にうなぎはあまり売れなかったそうです。ところが江戸時代に平賀源内の発案と工夫で「夏こそうなぎを食べる」という風習が定着したと言われています。また、「丑の日にちなんで、〝う〟から始まる食べ物を食べると夏負けしない」という風習があったそうです。

私がおすすめする夏バテ対策食はゴーヤチャンプルーです（次ページ参照）。

夏場は軽い作業でも1日2〜3リットルの汗をかくので、意識的に水分の補給を心がけましょう。また冷たい飲み物は体を冷やし、胃腸の働きを低下させるので、常温か温めて飲むといいでしょう。

冷房する場合、室温と外気温の差を5℃以内に設定すると、体に負担がかかりません。エアコンが効きすぎている室内では、膝掛けやカーディガンなどで温度を調整しましょう。

私がおすすめしたい　夏バテ対策にこの一品！
ピリ辛ゴーヤチャンプルー

豆板醤を使ったピリ辛仕上げのゴーヤチャンプルー。
カラフルな彩りで目にもおいしく、食が進みます。
豚肉には、糖質をエネルギーに変える働きを
サポートするビタミンB1が豊富で、
疲労回復に効果的です。
にんにくのニオイ成分アリシンには
ビタミンB1の吸収を高める働きがあり、
ゴーヤはストレスで消耗されやすいビタミンCを
含んでいます。

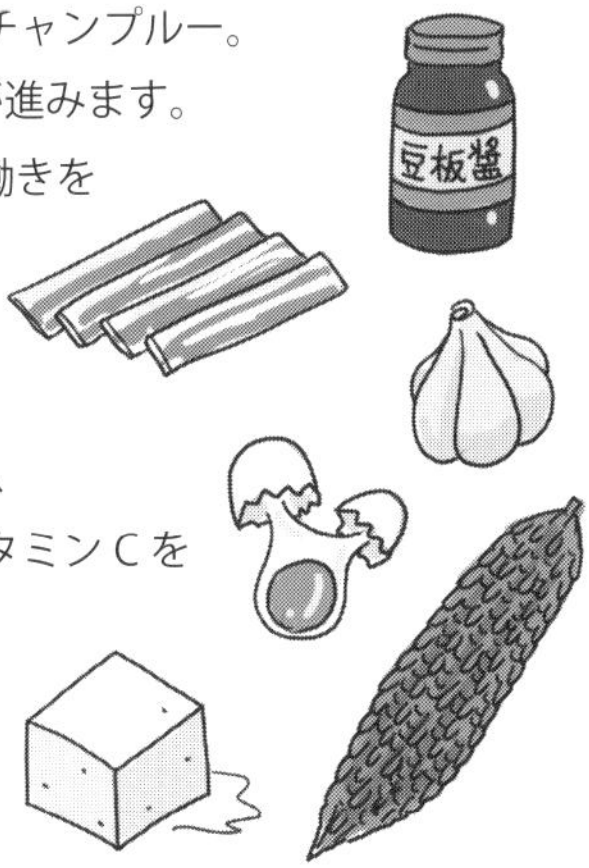

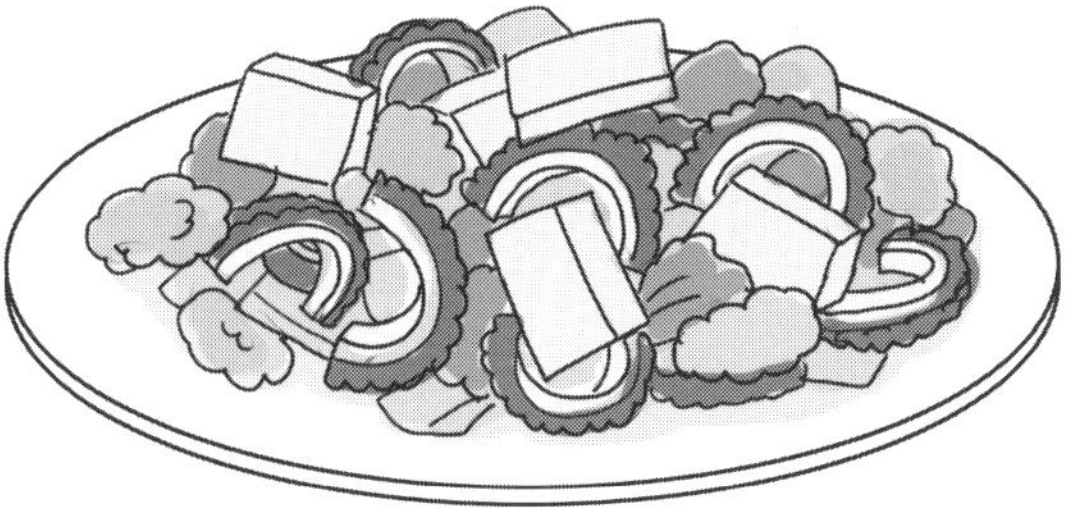

秋

注意すべき病気と健康管理の秘訣

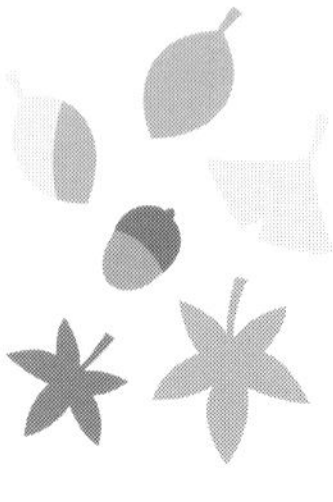

暑い夏が去り、ようやく訪れる秋は、一年のうちで最も過ごしやすい季節です。しかし、近年は残暑が長引き、やっと涼しくなったかと思ったらすぐに木枯らしが吹き始めます。秋は、年々短くなっていくようです。だからこそ、このいちばんよい季節を満喫しつつ、健康づくりに役立てたいものです。

まずは、「スポーツの秋」を楽しんでください。10月の第二月曜日は体育の日で、運動会もたけなわです。スポーツにはさまざまな健康効果があり、気分を爽快にしてくれます。ただし、ふだん運動をしていない人がいきなり運動をすれば、体に負荷がかかって事故のもとです。日頃からウォーキングなどの軽い運動に親しみ、定期的に健康診断を受けて、体調管理を怠らないようにしましょう。

スポーツと並んで、秋は「食欲の秋」です。しかし、食欲のままに食べ過ぎたり飲み過ぎたりすると、あっという間にメタボになってしまいます。メタボリックシンドロームは、動脈硬化だけでなく、心筋梗塞や脳卒中の入り口です。

メタボを予防するためには、バランスのよい食事が大事です。日本では昔から、一汁三菜が健康的な食事の基本とされていました。これは、主食に汁物、おかず3品がついた食事のこと。主菜に肉や魚、副菜に野菜、海藻、豆類をとれば、自然にバランスのよい食事になります。

また、秋の魚をたくさん食べましょう。産地によって若干の違いはありますが、秋はイワシ、アジ、サンマ、サバなどの青魚が、脂が乗っておいしい季節です。青魚には、血液をサラサラにするEPAや、認知症を予防するDHAが豊富です。

こうして食事に気をつけ、適度に運動をする習慣を心がければ、さまざまな生活習慣病を予防できます。

秋は、芸術に親しんだり、読書を楽しんだり、ハイキングに行ったりと、楽しいことにはこと欠かない季節です。やがて来る冬を健康に過ごすためにも体力をつけ、この時期を目いっぱいエンジョイしてください。

9月

9月の声を聞くと、日中はまだ厳しい暑気が残っていますが、朝晩はそろそろ秋の気配が漂ってきます。そして秋といえば、食欲の秋。おいしいものが出回るようになり、食欲も少しずつ戻ってきます。すると気になるのは、やっぱり食べすぎによる肥満です。肥満は、すべての生活習慣病の温床です。太ってしまう前に、肥満とメタボを防ぐ生活習慣を考えてみましょう。

肥満とメタボリックシンドローム

「メタボ＝肥満」。皆さんは、そんなイメージをお持ちではないでしょうか。しかし、それは正しくありません。メタボとはメタボリックシンドロームを略した言葉で、その意味は「内臓脂肪症候群」。メタボはたんに見た目の肥満をいうのではなく、内臓脂肪が原因で引き起こされる症候群のことをいいます。それが、さまざまな生活習慣病につながっていき、やがては心疾患（狭心症や心筋梗塞など）や脳卒中を引き起こす要因になるから、問題なのです。

肥満には、内臓に脂肪がつく内臓脂肪型肥満と、皮下に脂肪がつく皮下脂肪型肥満があります。内臓脂肪型はお腹に脂肪がつきやすく、皮下脂肪型はお尻や太ももなど下半身に脂肪がつきやすいタイプです。メタボに直結するのは内臓脂肪型肥満で、皮下脂肪型肥満で太っていても、必ずしもメタボとは限りません。

なぜ内臓脂肪型肥満がよくないのか、説明しましょう。

内臓にたまった脂肪細胞は、脂肪をため込むだけではなく、さまざまな生理活性物質（アディポサイトカイン）を分泌しています。これらのアディポサイトカインには、脂質代謝や糖代謝を円滑にする働きがあります。

ところが、内臓脂肪が肥大し、増殖すると、アディポサイトカインの分泌に異常が生じ、悪玉サイトカインがたくさん分泌されるようになります。

たとえば、前にも触れたＴＮＦαというサイトカインは、インスリンの働きを妨げて糖尿病を引き起こします。ＰＡＩ－１（パイワン）という物質は血栓を溶かすプラスミノーゲンの働きを邪魔して、血栓をつくります。アンジオテンシノーゲンは血圧を上昇させるアンジオテンシンに変わり、高血圧を招きます。

こうした悪玉サイトカインが増える一方で、アディポネクチンという善玉サイトカインの分泌が減ってしまいます。アディポネクチンには、動脈硬化を抑えたり、インスリンの効きをよくしたり、血圧を下げる作用があるのです。

このように内臓脂肪が増えると、高血圧や糖尿病、血栓症を引き起こす物質がたくさん分泌されるようになり、動脈硬化が促進して心疾患や脳卒中のリスクを高めるのです。

◉40歳以上の男性の2人に1人はメタボ！

内臓脂肪型肥満かどうかは、内臓に蓄積された脂肪の量で決まります。腹部CT検査で内臓脂肪面積が100㎠（平方㎝）以上だと内臓肥満と診断されますが、簡便に判断する方法として腹囲の測定があります。腹囲（ヘソの位置で測るウエスト周囲径）と内臓脂肪の蓄積量は、ほぼ相関するからです。

その基準は、男性で85㎝以上、女性で90㎝以上です。女性のほうが基準値が大きいのは、女性のほうが皮下脂肪がつきやすく、同じ量の内臓脂肪がたまっていても、皮下脂肪の分だけ腹囲が大きくなるからです。

それに加えて、高血糖、高血圧、脂質異常のうちの二つ以上が基準値を超えると、メタボリックシンドロームと診断されます。糖尿病、高血圧、脂質異常症は、それぞれが動脈硬化を促進する危険因子ですが、それぞれの数値が基準値より「ちょっと高め」でも、二

メタボリックシンドロームをチェックしましょう

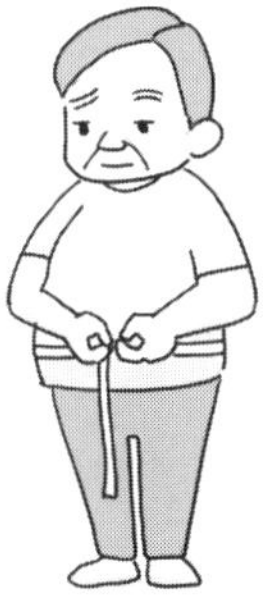

内臓脂肪の蓄積

腹囲（へそ回り）
- □ 男性 **85cm 以上**
- □ 女性 **90cm 以上**

（男女ともに腹部 CT 検査の内臓脂肪面積が100 ㎠以上に相当）

脂質異常症

脂質異常
- □ 中性脂肪 **150mg/dl 以上**
- □ HDL コレステロール **40mg/dl 未満**

のいずれかまたは両方

高血圧症

血圧
- □ 最高（収縮期）血圧 **130mmHg 以上**
- □ 最低（拡張期）血圧 **85mmHg 以上**

のいずれかまたは両方

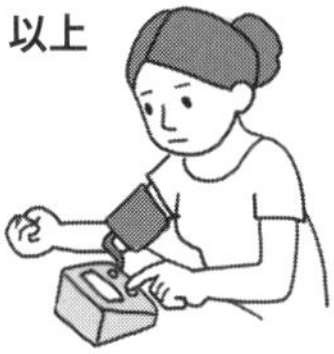

高血糖

血糖
- □ 空腹時血糖 **110mg/dl 以上**

※二つ以上当てはまったときは、メタボリックシンドロームと診断

つ以上重なると動脈硬化が急速に進行することがわかっています。それに警鐘を鳴らすために、メタボリックシンドロームの概念が生まれたのです。前ページを参考にしてください。

少し古い統計ですが、厚生労働省の調査（平成18年国民健康・栄養調査）によると、40〜74歳の男性の2人に1人、女性の5人に1人がメタボリックシンドロームか、その予備軍であり、その数は全国で2000万人と推測されています。

メタボリックシンドロームと診断されたら、早めの対策が必要です。そのためには、まず内臓脂肪型肥満を解消すること。高血糖、高血圧、脂質異常は、内臓脂肪型肥満という大きな氷山の一角にすぎません。氷山が小さくなれば、それらの氷の山も自然に小さくなります（次ページ参照）。

なお、これまでは、やせている人はメタボと無関係と思われていました。しかし、やせていても、三つの危険因子のうちの複数が当てはまると、脳卒中などの発症リスクが高まることがわかりました。この「やせメタボ」は、肥満メタボより対応がむずかしく、「やせているから安心」とは言えなくなっています。

内臓脂肪型肥満と各症状の関わり

メタボリックシンドロームは、内臓脂肪型肥満という水面下の大きな氷山から、水面上に脂質異常、高血圧、高血糖のそれぞれの山が出ているようなものです。氷山全体を小さくすることが重要です。

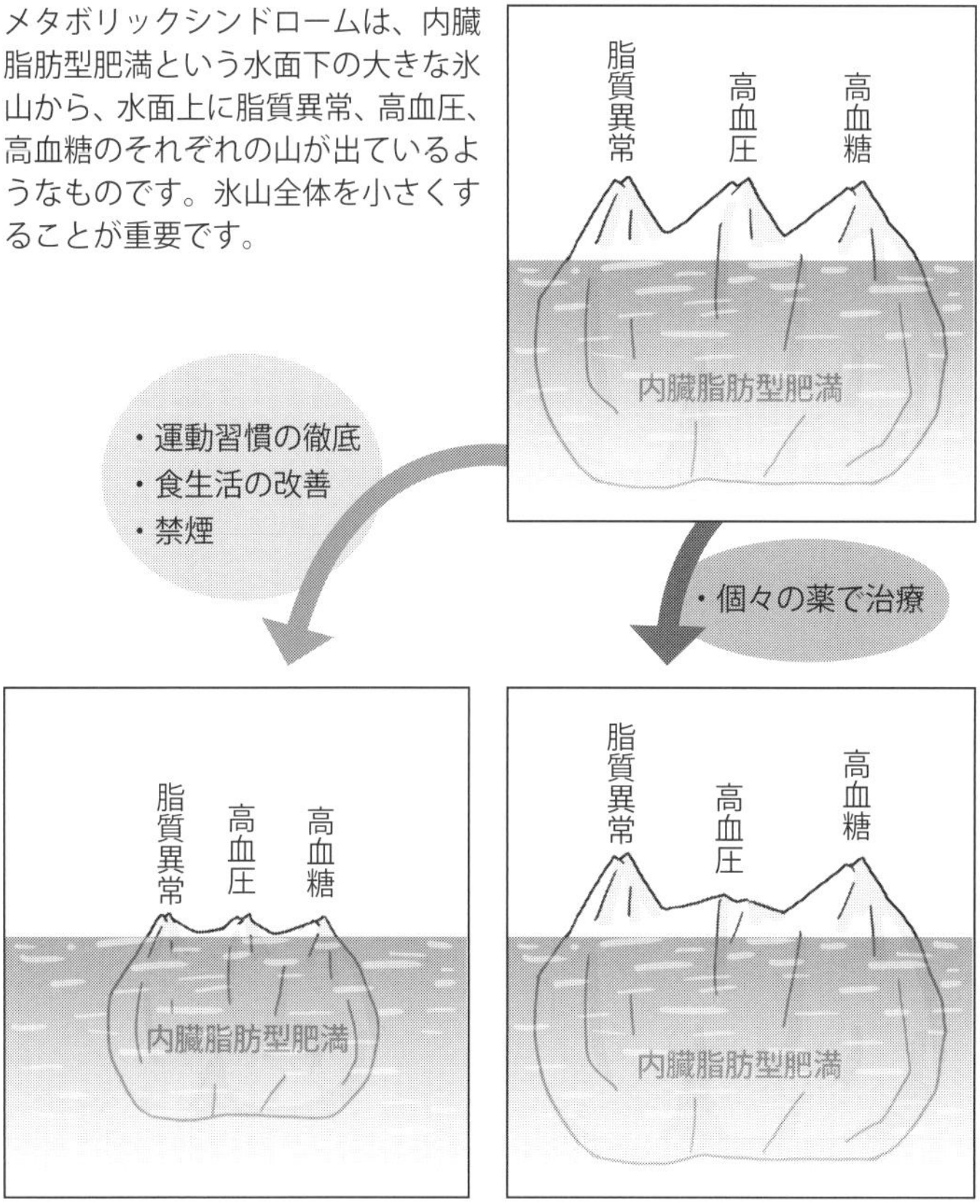

内臓脂肪の減少により、
脂質異常、高血圧、高血糖が
ともに改善

一つの山だけ削れても
他の疾患は改善されていない

●メタボ対策は？

メタボリックシンドロームは、病気ではありません。したがって、病院での治療はありません。これを改善するには、日々の生活習慣の見直しに尽きます。その中心は、食生活と運動です。

◆食生活

食べ過ぎはもちろんのこと、不規則な食事時間（とくに夜寝る前の食事）と早食いは肥満のもとです。食事は決まった時間にとり、よく噛んで食べ、腹八分目が基本です。その上で、次のことに気をつけます。

・油を控えて、味付けを薄くする。ダシをきかせ、味付けに酢や香辛料を利用すると、砂糖や塩分やカロリーが抑えられます。

・食べる順番を考える。野菜（サラダなど）→汁物→おかず→ご飯の順に食べると、ご飯の量を減らせます。また、食物繊維の多い野菜を先にとることによって、糖質の吸収をゆるやかにできます。

◆運動

激しい運動をする必要はありません。それほど負荷のかからない、有酸素運動がおすすめです。有酸素運動は酸素を取り込みながら行う運動で、脂肪燃焼効果があります。ウォーキング、サイクリング、水中歩行、ジョギング、縄跳びなど、自分のできる運動から始めましょう。

最初は無理をせず、自分のペースで行ってください。運動に慣れてきたら、少し汗をかくくらいの負荷をかけます。30分以上の運動を週に4回くらい行うといいでしょう。

また、基礎代謝を簡単に上げる方法として、毎日の入浴があります。少し熱めのお風呂に20分ほどつかって汗をかくと、基礎代謝が上がってやせやすくなります。私も、これを3か月続けたところ2キロほど体重が落ちました。ただし、心臓に病気があったり、血圧の高い人は、長湯は避けたほうがいいでしょう。

脂質異常症

脂質異常症は、以前は「高脂血症」と言われていました。しかし高すぎるだけでなく、少なすぎることが問題になる脂質もあることから、2007年に「脂質異常症」と名前が改められました。脂質異常症が問題になるのは、動脈硬化を進行させ、心筋梗塞や脳梗塞のリスクを高めるからです。

血液中には、コレステロール、中性脂肪（トリグリセリド）、リン脂質、遊離脂肪酸の4種類の脂質が流れています。この中で気をつけなければいけないのは、コレステロールと中性脂肪です。

コレステロールには、肝臓から全身にコレステロールを供給するLDLコレステロールと、血管からコレステロールを回収するHDLコレステロールがあります。

LDLコレステロールが多くなると、活性酸素に酸化されて血管壁の中に粥腫《じゅくしゅ》（アテローム）を形成して動脈を厚く硬くし、さらに血管の内腔を狭くします。これが動脈硬化の原因になります。そのためLDLコレステロールは、「悪玉コレステロール」と呼ばれています。

一方のHDLコレステロールは、血管にたまったコレステロールを引き抜いて動脈硬化を防止するので、「善玉コレステロール」と呼ばれています。

しかし、コレステロールには本来、善玉も悪玉もありません。コレステロールを運ぶタンパク質の種類と役目によってＬＤＬとＨＤＬに分けられているだけで、どちらも同じコレステロールです。コレステロール自体は体に必須のもので、細胞膜の重要な構成成分ですし、ホルモン（性ホルモンや副腎皮質ホルモンなど）や胆汁酸の材料になります。

中性脂肪は、それ自体は動脈硬化の原因にはなりません。しかし中性脂肪が多いと、ＨＤＬコレステロールが減ってＬＤＬコレステロールが増えてしまいます。また、多すぎる脂肪は脂肪細胞にため込まれますから、内臓脂肪型肥満の原因になります。

診断と治療法

血液検査で、総コレステロール、ＨＤＬコレステロール、中性脂肪の値を測定します。ＬＤＬコレステロール値は、計算によって算出します。

それらの数値によって、次の三つのタイプがあります。
①ＬＤＬコレステロールが多いタイプ（高ＬＤＬコレステロール血症）
②ＨＤＬコレステロールが少ないタイプ（低ＨＤＬコレステロール血症）
③中性脂肪が多いタイプ（高トリグリセリド血症）
脂質異常症の原因は生活習慣なので、まず食事や運動習慣を見直します。その対策は、

基本的にはメタボ対策と一緒です。そのうえで、コレステロールや動物性脂肪の多い食品や、中性脂肪を増やす甘いお菓子や糖質をできるだけ控えます。

それでも数値が改善しない場合は、薬物治療を行います。薬にはいろいろなタイプがありますが、高コレステロール血症には、コレステロールの合成を阻害するＨＭＧ－ＣｏＡ還元酵素阻害薬（一般名スタチン）が第一選択肢です。それで効果が不十分な場合は、コレステロールの排泄を促す陰イオン交換樹脂（一般名コレスチラミン、コレスチミドなど）を併用します。

高トリグリセリド血症には、フィブラート系薬物（一般名ベザフィブラートやフェノフィブラートなど）、ＥＰＡ（エイコサペンタエン酸）などが有効です。

なお、糖尿病や高血圧、肥満を合併している人はよりリスクが高くなるので、それらの合併症の治療も並行して行います。

どんな人が脂質異常症になりやすいか、次ページにまとめましたので、参考にしてください。

どんな人が脂質異常症になりやすい？

- □ 家族に脂質異常症や動脈硬化症の人がいる
- □ 肥満傾向
- □ 高血圧または境界型血圧である
- □ あまり歩かない
- □ お酒をよく飲む
- □ 糖尿病。血糖が高いと言われた
- □ 痛風。高尿酸血症と言われた
- □ 肉や脂っこいものが好き
- □ 女性で閉経している
- □ 甘い物や乳脂肪製品（生クリームや菓子）が好き

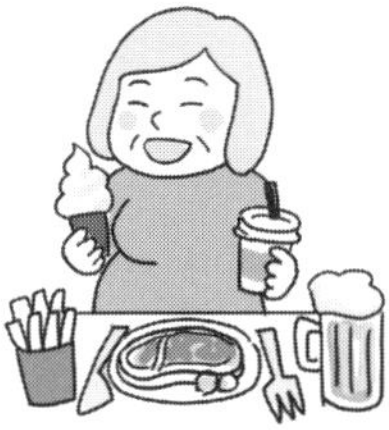

動脈硬化を起こした血管

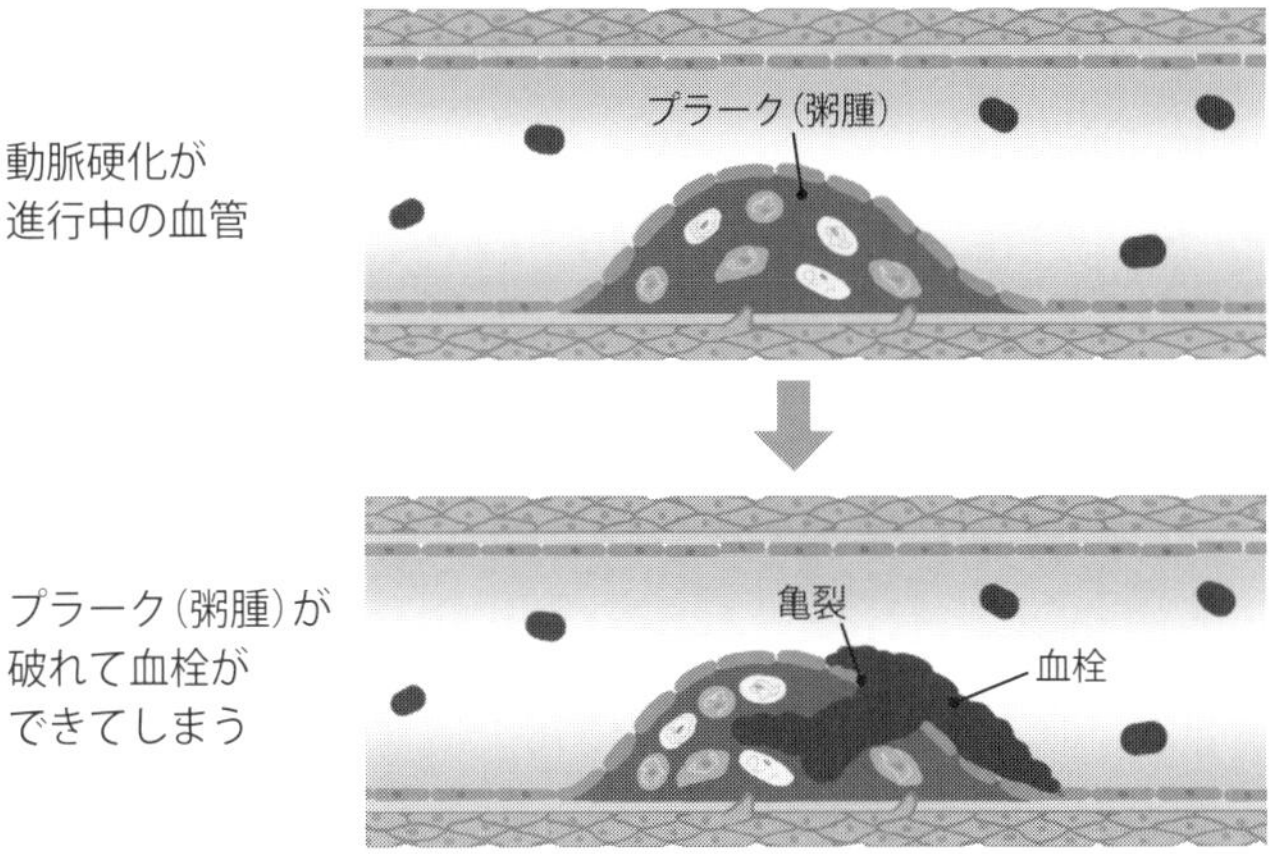

コラム

救急の日

9月9日は「救急の日」で、この日を含む一週間は「救急医療週間」です。救急医療や救急業務に対する正しい理解と認識を深め、救急医療関係者の意識を高揚させるために、1982年に定められました。

救急車の出動回数は年々増加し、通報から病院までの搬送時間も延びています。平成27年の消防白書によると、救急車で搬送された人の約50%は軽症でした。救急車を呼んだ理由も、「無料で病院に運んでくれる」「交通手段がない」「診療時間外だった」「待たずに診てもらえる」といった、本来の目的からかけ離れたものが少なくありません。

安易な救急車の利用で、本当に救急医療を必要としている人が治療を受けられなかったり、間に合わなかったりすることがあります。だれでも安心して救急医療を受けられるように、一人ひとりが救急医療についてよく考える必要があります。

10月

二大生活習慣病とも言える、高血圧と糖尿病。どちらも自覚症状がないため、数値が高くなっていてもなかなか気がつきません。しかし気づかないうちに進行し、症状が出たときには手遅れになっていることもあります。どちらも定期的な健康診断で簡単に見つけることができ、自助努力である程度防げる病気です。薬漬けの生活にならないように、早いうちからの対処が必要です。

（高血圧）

紀元前1世紀頃の中国の医学書『黄帝内経』に、「脈が鉄を打つように激しく触れる時が病の始まりである。食塩を多量に摂ると脈は強くなる」という記載があります。そんな昔から、脈（あるいは血圧）が認識されていたようですが、次ページの表のように科学的に認識されるようになったのは１７３３年からです。

高血圧は日本人に多い疾患で、現在、高血圧の治療を受けている人は１０１０万人余りいます（厚労省「平成26年患者調査の概況」）。しかし、血圧が高いことを知らなかったり、高い血圧を放置している人を含めると、この数字はもっと大きくなるでしょう。

血圧に関する歴史的な豆知識

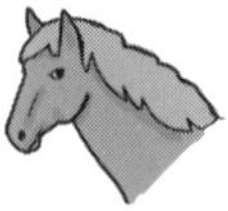

1733年 イギリスの生理学者Stephen Halesが馬の頸動脈にガラス管を挿入して、その高さにより**血圧値**を認識した。

1828年 フランスのPoiseilleが水銀U字管を使用して**動脈内圧**が研究室内で測定されるようになった。また、血圧の単位として**「mmHg」**が使用された。

1905年 ロシアの軍医Nikolai Korotkovが、日露戦争で従軍中に血管雑音を聴取したことがきっかけで、聴診器を使って血圧を測定した。この時始めて**拡張期血圧**が認識され、2種類の血圧値（収縮期と拡張期血圧）が測定された。

1911年 アメリカの生命保険会社が加入時に**血圧測定**を推奨し、予後を調査し始めた（心筋梗塞や脳卒中との関連が推測された）。

血圧が高くても、自覚症状はほとんどありません。しかし症状はなくても、長い年月の間に血管はひそかに蝕まれていきます。そしてあるとき突然、血管が破れて脳出血を起こし、死に至ることもあります。高血圧は、まさに沈黙の殺人者（サイレント・キラー）なのです。

心臓はポンプのように収縮と拡張をくり返して、毎分60～70回くらい、血液を血管に送り出しています。手首にふれて、ドクンドクンと脈を打っている脈拍をみると、それがわかります。この、心臓から送り出された血液が、血管の中を通るときに血管にかかる圧力を、「血圧」というのです。

血圧は、心臓が収縮して血液を押し出した

瞬間に、血管にいちばん強く圧力がかかります。これが「収縮期血圧（最高血圧）」です。収縮した後は、心臓が広がります。この拡張したときに、血管にかかる圧力はいちばん弱くなります。これを「拡張期血圧（最低血圧）」と言います。

この血管にかかる圧力が強くなりすぎると、高血圧と診断されます。それは、血管が送り出す血液の量（心拍出量）と、血管の通りづらさ（末梢血管の抵抗）によって決まります。血管に大量の血液が送り出されれば、血圧は高くなります。血液の量が少なくても、血管のどこかが通りにくくなっていれば、やはり血圧は高くなります。

高血圧を放置すると、時間をかけて少しずつ高血圧の影響が心臓や血管に出てきます。心臓は高い圧に負けないように過度に働こうとして心筋を増やし、心臓を大きくします。これを「心肥大」と言います。血管は、強い圧力に負けないように、血管壁を厚くします。また、常に高い圧力がかかっていると、血管は弾力を失って、硬くなっていきます。こうして、動脈硬化が静かに進行していきます。

心肥大が進むと心臓のポンプ機能が低下して、全身に送り出される血液の量が減っていき、動悸や息切れ、疲れやすいといった心不全の症状が出てきます。また、動脈硬化が進むと、血管が細くなったり詰まったりして、脳梗塞、脳出血、心筋梗塞、腎不全、眼底出血など、重篤な病気を引き起こします。

診断と治療法

健康な人の血圧は、収縮期血圧が１４０mmHg未満、拡張期血圧が90mmHg未満です。このいずれかがそれ以上高いと、高血圧と診断されます。

高血圧と指摘されたら、まず食生活を見直します。ご存じのように、塩分の多い食事は血圧を上げます。塩分をとりすぎると、細胞の中の水分が血液中に引き寄せられ、血液量が増えます。血液の量が多ければ多いほど、血管に圧がかかり、血圧が上昇します。また、塩分のとりすぎは、血管を収縮させるホルモンの反応を高めるので、その点でも二重に血圧を高くします。

１日の塩分摂取量は、男性が８g未満、女性が７g未満とされています。

また、太っている人は肥満の解消に努めてください。内臓脂肪からは血圧を上げるホルモンがたくさん分泌されるので、内臓脂肪を減らしましょう。減量を兼ねて運動をすると、心肺機能が高まって血流がよくなり、血圧を下げる効果が得られます。

それと並行して、薬物療法を行います。高血圧の薬はいろいろなものが出ていますが、

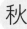

高血圧の基準は、
収縮期血圧 140mmHg または **拡張期血圧 90mmHg 以上**

成人における血圧値の分類

分類	収縮期血圧		拡張期血圧
至適血圧	<120	かつ	<80
正常血圧	<130	かつ	<85
正常高値血圧	130〜139	または	85〜89
軽症高血圧	140〜159	または	90〜99
中等症高血圧	160〜179	または	100〜109
重症高血圧	≧180	または	≧110
収縮期高血圧	≧140	かつ	<90

どんな人が高血圧になりやすい？

□ 濃い味＆油っぽい食物が好き
□ 野菜や果物が嫌い
□ 運動不足
□ 家族に高血圧の人がいる
□ ストレスのある人
□ お酒を飲む
□ たばこを吸う
□ 血糖値が高い

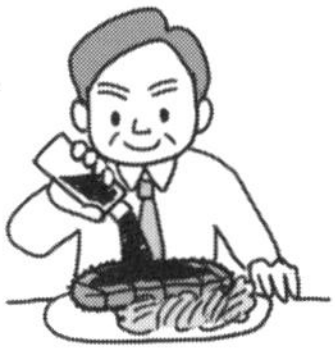

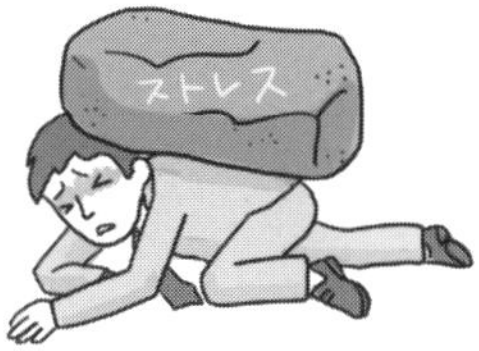

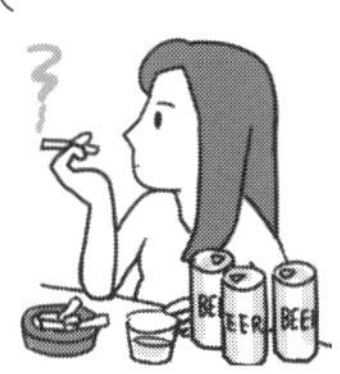

よく使われているのは、血管を広げて血圧を下げるカルシウム拮抗剤、血圧を上げるレニン－アンジオテンシン系の作用を抑えるＡＲＢ（アンジオテンシンⅡ受容体拮抗薬）やＡＣＥ阻害薬（アンジオテンシン変換酵素阻害薬）です。

◉血圧管理は１３０㎜がポイント

高血圧と診断されなくても安心はできません。メタボを判定する特定健診では、内臓脂肪肥満に加えて血圧が１３０mmHg以上になると、保健指導の対象となります。１３０㎜台は「正常高値血圧」と言って、高血圧の予備軍です。

また、血圧が１２０～１３０㎜台の人は、１２０㎜未満の人に比べて、健康リスクが2倍以上高くなるという報告もあります。血圧は年齢とともに上昇する傾向がありますから、１３０㎜台に乗るようになったら、しっかりした血圧管理が必要です。血圧を毎日測るだけで、高血圧を予防できることもあります。

血圧は、朝と夜の2回測ります。朝は起きてから1時間以内に測ります。排尿をすませ、朝食前に、降圧剤を飲んでいる人は服用前に測ってください。夜は寝る前に測ります。できるだけ毎日、同じ時間に測るといいでしょう。

測るときは正しい姿勢で椅子に腰掛け、1、2分安静にしてから行います。注意点は、カフを巻く二の腕と心臓を同じ高さにすることです。血圧は、一度の機会あたり原則2回測定し、その平均をとるのが一般的です。

糖尿病

高血圧と並んで患者数が多いのが糖尿病です。糖尿病が強く疑われる人は全国で約950万人と推定されており（平成24年国民健康・栄養調査）、そのうちの約3割が未治療です。この数に予備群と推定される1100万人を加えると、2000万人以上になります。これは、全国民の6人に1人にあたります。

糖尿病の歴史は古く、3500年前のエジプトの医学書に、すでに糖尿病と思われる記述があります。それが膵臓の病気であることがわかったのは1889年のこと。1922年にインスリンが発見されて、糖尿病の研究は一気に進みました。糖尿病は、この膵臓から分泌されるインスリンの量や作用が足りないために起きる糖の代謝異常です。

食事からとった糖質は、胃や腸で分解されてブドウ糖になり、血液中に入ります。この血中の糖（血糖）が増えると、腸からインクレチンというホルモンが分泌され、膵臓のβ細胞に働きかけてインスリンの分泌を促します。インスリンは糖を全身の細胞に取り込んでエネルギーとして利用し、残りのブドウ糖をグリコーゲンに変えて肝臓や筋肉に蓄えたり、脂肪に変えて脂肪細胞に取り込みます。

健康な人の血糖値は、空腹時で80～１１０㎎／dlです。食事をすると、30分～1時間後に１４０㎎／dlくらいまで上がり、その後ゆるやかに下がって、２～３時間後には空腹時の血糖値に戻ります。

このように、血糖はインスリンにコントロールされて、常に一定の値を保っています。しかしインスリンの分泌が少なかったり、作用が悪いと、食事からとったブドウ糖が有効に利用されず、血液中に大量にとどまってしまいます。

こうして血糖が高くなりすぎたり、高い血糖が下がらなくなった状態が、糖尿病です。

血糖が単に高いだけなら、そんなに問題はありません。なぜそれが問題になるかといえば、多すぎる糖が血管を傷つけるからです。細い血管を傷つければ、糖尿病性腎症や網膜症、神経障害という、糖尿病の三大合併症を引き起こします。大きい血管を傷つければ、動脈硬化が進んで脳卒中や心筋梗塞のリスクを高めます。

糖尿病は高い血糖値が続く病気です

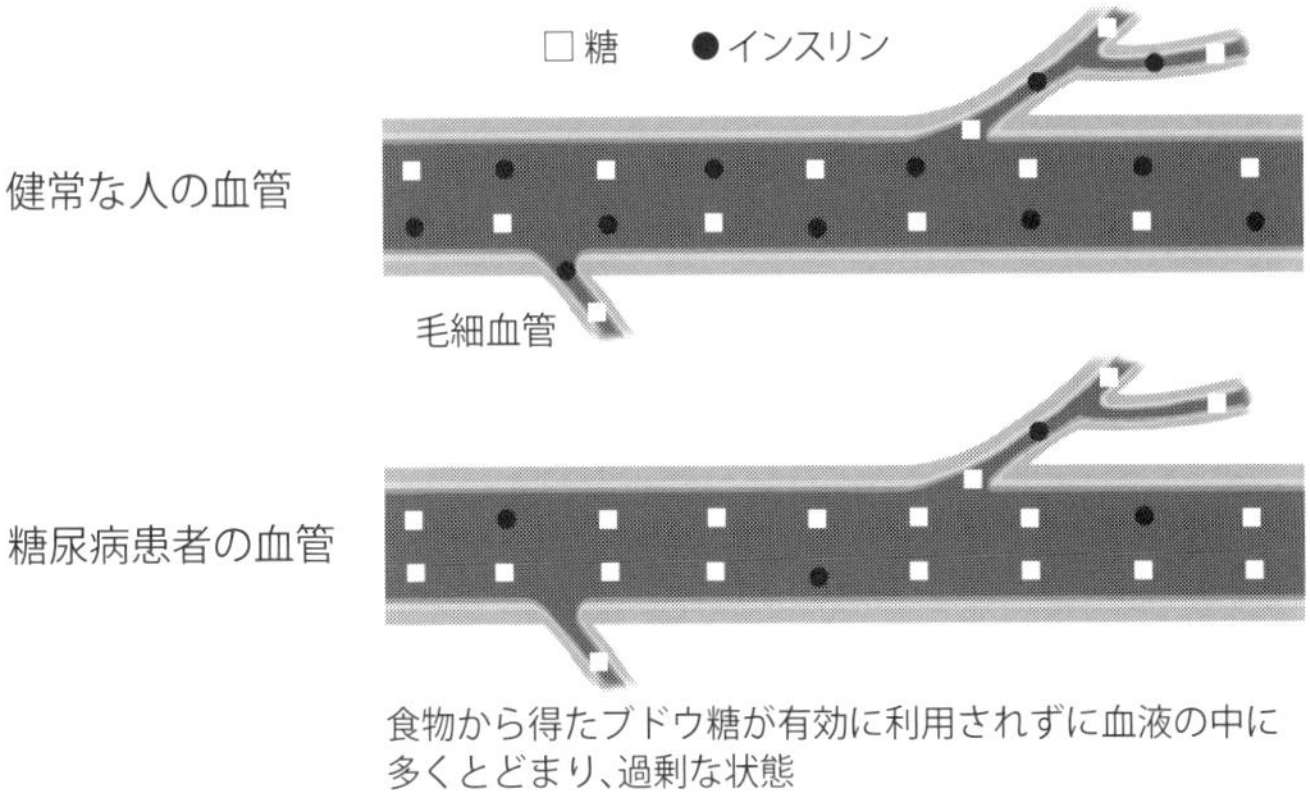

食物から得たブドウ糖が有効に利用されずに血液の中に多くとどまり、過剰な状態

糖尿病の診断基準値を知りましょう

項目	診断基準
HbA1c	**6.5% 以上**（NGSP 値）
空腹時血糖値	**126mg/dL 以上**
随時血糖値	**200mg/dL 以上**
75g 経口ブドウ糖負荷（OGTT）2 時間値	**200mg/dL 以上**

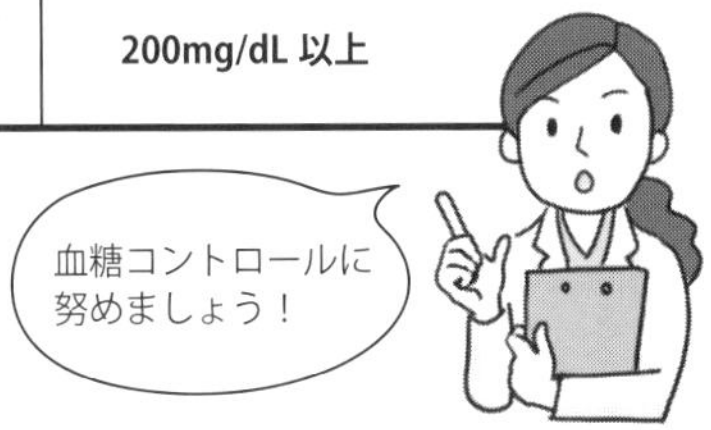

糖尿病は糖の代謝異常によって起きる病気ですが、実は血管の病気でもあるのです。

こわいグルコーススパイク

最近注目を浴びているのが、グルコーススパイク（血糖値スパイク）です。これは、食事をした後、血糖値が急激に基準値の１４０㎎を超えて高くなり、その後急激に下がる現象です。血糖が急激に上がると活性酸素が発生し、それが血管壁を傷つけます。すると、それを修復しようと集まった免疫細胞が血管壁の中にたまり、動脈硬化を進行させることがイタリアの研究でわかりました。

血糖がずっと高い状態よりも、何度もグルコーススパイクをくり返すほうが危険なのです。グルコーススパイクをくり返すことで、心筋梗塞や脳卒中の危険度が高まり、突然死を起こすこともあります。しかしグルコーススパイクは、通常の血液検査ではなかなか発見できません。糖尿病と診断されなくても、安心はできないのです。

中心となる治療法

糖尿病の治療の中心は、食事療法と運動療法です。それをしても血糖値に改善が見られなければ、薬物療法を加えます。

◆食事療法

適正なエネルギー量で、バランスのよい食事が基本です。その上で、炭水化物（糖質）はなるべく減らしましょう。ブドウ糖のもとになるのは糖質で、糖質をとりすぎると血糖値が上がります。ごはんやパンは食事の最後に食べると、食べる量を抑えられます。また、早食いは血糖値の急上昇を招きます。よく噛んでゆっくり食べることも大事です。

◆運動療法

運動には、減量効果、心肺機能の改善、骨や筋肉の強化、ストレスの発散などいろいろな効能があります。糖尿病に対しても、インスリン抵抗性（血中のインスリン濃度に見合ったインスリン作用が得られない状態）を改善する効果があることがわかっています。有酸素運動を行うと筋肉の血流が増え、ブドウ糖が細胞に取り込まれやすくなります。それによってインスリンの効果が高まり、血糖値が改善するのです。

◆薬物療法

糖尿病の薬には、インスリンの分泌を高めたり、効きをよくするもの、糖の分解や吸収を遅らせるもの、糖の排泄を促すものなど、さまざまなタイプがあります。また、膵臓の

β細胞が破壊されて起きる1型糖尿病や、生活習慣などで起きる2型糖尿病でも重度になると、インスリンを注射で補います。

コラム

高血圧にもカラオケ療法

楽しみながらできる健康法に、カラオケがあります。当院では、月に一回行う健康教室の締めくくりに、参加者全員でカラオケを楽しんでいます。大きな声で歌うと、深い呼吸ができて心肺機能が向上したり、血流がよくなったり、ストレスが発散されます。脳にも刺激になるようで、ボケ防止にも役立ちます。血圧も、歌っているときは上がりますが、その後は下がります。健康教室のカラオケでいつも歌っていた患者さんは、高血圧がすっかりよくなり、薬が不要になりました。最近は「一人カラオケ」が人気だそうです。たまにはカラオケで、大きな声で歌ってみましょう。

私は、カラオケ好きが高じて、ついにNHKの平成28年度「岡山・総社発！うた自慢」に出場することができ、長渕剛さんの「乾杯」を歌いました。残念ながら鐘が二つでしたが、また機会があればリベンジしたいと、日々カラオケの練習に励んでいます。

11月

冬の足音を聞くようになると、お年寄りは家に閉じこもりがちになります。すると血流が悪くなって、脳血流が低下するだけでなく、気分も沈みがちになります。寒くなり始めは体調を崩しやすいだけでなく、認知症にもなりやすいときです。この時期はふだん以上にお年寄りの様子に気を配り、いつもと違う様子が見えたら、かかりつけ医や介護関係の人に相談しましょう。

(認知症)

年をとると、だれでも忘れっぽくなったり、いろいろなことをすぐに思い出せなくなります。また、新しいことも覚えられなくなってきます。それは、認知症の始まりでしょうか。いいえ、必ずしもそうではありません。加齢による脳の機能の衰えと、認知症による脳の機能の低下は、まったく違うものです。

高齢者によく見られる「もの忘れ」は、だれにでもあるものです。

では、認知症のもの忘れとはどう違うのでしょうか。加齢によるもの忘れは、体験したことの一部を忘れるだけです。たとえば、朝食に何を食べたか忘れることはあっても、食

「加齢によるもの忘れ」と「認知症によるもの忘れ」の違い

	加齢による	認知症による
体験・経験	一部忘れる	すべてを忘れている
もの忘れの自覚	ある（自覚あり）	ない（自覚なし）
探しものに対して	（自分で）努力して見つけようとする	（誰かが盗ったなどと）他人のせいにする
日常生活への支障	ない	ある
症状の進行	極めて徐々にしか進行しない	進行する

べたことそのものは覚えています。

しかし認知症では、体験したことを全部忘れてしまいます。朝ごはんを食べたのに、食べたこと自体を忘れてしまうのです。しかも、忘れたことを自覚していないので、朝ごはんを食べていないと言い張って、また食べようとしたりします。

このように、体験したこと自体を忘れてしまったり、もの忘れの自覚がなかったら、認知症の疑いが濃厚です。症状はだんだん進行していき、社会生活や対人関係に支障をきたすようになった状態が6か月以上続いたら、認知症と診断されます。ただし、意識障害がなく、うつ病でもないことが、確定診断の条件です。

認知症は、老いにともなう病気の一つです。さまざまな原因によって脳の細胞が死んだり、働きが悪くなったりすると、記憶力や判断力に障害が起きてきます。おもな認知症のタイプは次の三つです。

①アルツハイマー型……脳にアミロイドβやタウタンパクといった特殊なタンパク質がたまり、神経細胞がこわれていく病気です。また、脳全体も萎縮していきます。記憶障害や判断力の低下、自分の置かれている状況がわからなくなる見当識障害、徘徊、妄想などのほか、問題行動も多くなります。

②レビー小体型……神経細胞にできるレビー小体という特殊なタンパク質が脳の大脳皮質や脳幹にたくさん集まり、その部分の神経細胞をこわす病気です。もの忘れよりも幻視や幻聴、状況を誤って認識する誤認妄想などの症状が出ます。また、手の震えや筋肉の固縮など、パーキンソン病と似た症状が出ます。パーキンソン病も類縁の病気で、脳の中脳にレビー小体がたまるものです。

③血管型……脳血管が詰まったり出血して脳細胞に酸素が行かず、脳細胞が壊死して起きる病気です。障害された脳の場所によって、症状が違ってきます。正常な細胞もあるため、よい日と悪い日があったり、できることとできないことがあったりする「まだらボケ

（認知）」が見られます。病気の原因となっている脳血管障害を、まず治療します。

日本では従来、脳血管障害によって起きる血管型が多いとされてきました。しかし近年はアルツハイマー型が増加し、認知症全体の50％を占めています。次いでレビー小体型（20％）、血管型（15％）と続きます。この三大認知症で、全体の85％を占めます。また、脳血管障害をともなうアルツハイマー型認知症も増えています。

ちなみに、65歳未満で発症する認知症は「若年性認知症」と呼ばれ、アルツハイマー病がいちばん多くなっています。

◉ＭＣＩの段階なら改善する可能性もある

認知症の患者数は、社会の高齢化とともに増加しています。認知症の高齢者数の推計は約４６２万人。65歳以上の高齢者の16％に当たります（２０１５年、厚労省）。初期の段階であるＭＣＩ（軽度認知障害）を加えれば、65歳以上の４人に１人が認知症です。

認知症はほかの病気とちがって、一度なってしまうと改善がむずかしいと言われています。しかし、ＭＣＩの段階で適切な治療を受けると、進行を止められるだけでなく、改善する事例も出ています。

ＭＣＩは健常者と認知症の中間の段階で、記憶障害など一部の症状はあるものの、日常生活は支障なく送れます。しかし放置すると、5年で5割の人が認知症に進行すると言われています。

それを防ぐためには、早めにＭＣＩを見つけ、対処することが大事です。お年寄りの行動を見ていて、「あれ、何かおかしい」「いつもと違う」と思ったら、早めに医療機関を受診しましょう。認知症には、必ず本人が発しているサインがあります。それを見逃さないことが認知症の予防・改善の第一歩です。

治療法

治療には薬物療法と非薬物療法があります。認知症を完全に治す薬はありませんが、症状を抑えて進行を遅らせることはできます。

抗認知症薬には、神経伝達物質の減少を抑える「アセチルコリンエステラーゼ阻害薬」と、カルシウムイオンが脳神経細胞に過剰に流通するのを防ぐ、「ＮＭＤＡ受容体拮抗薬」があります。前者にはドネペジル（商品名アリセプト）、ガランタミン（同レミニール）、後者にはメマンチン（同メマリー）などがあります。抗うつ薬や向精神病薬が併用されることもあります。

非薬物療法には、「光療法」や「回想法」があります。光療法は、朝起きてすぐに日光を浴びたり、日中散歩に出かけて光を浴び、昼夜のリズムを整える療法です。認知症の人は生活リズムが狂っていることが多いので、日中体を動かして夜眠るという習慣をつけると、認知症がひどくなりません。

回想法は、思い出の品や昔のアルバムを取り出して、回想する療法です。写真を見ながら昔を懐かしんだり、みんなで思い出話をしたりすると、精神的に安定し、認知症の症状を抑えられます。また、テレビで時代劇を見るのもいいでしょう。私が個人的にすすめているのは『水戸黄門』シリーズです。勧善懲悪でわかりやすいストーリーが笑いと涙を誘い、カタルシスをもたらします。

◉認知症になったとき、家族ができる10か条

「笑わなくなったら、1年後には認知症」という言葉があります。お年寄りがだれとも会話のない生活をしていたら、やがて認知症になってしまいます。家族のだれかが認知症になったとき、それを支える他の家族はどう対処したらいいのでしょう。家族にできる10か

家族ができる10か条

1. 見逃すな。「あれ、何かおかしい？」は、大事なサイン。

2. 早めに受診を。治る認知症もある。

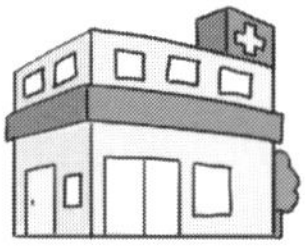

3. 知は力。認知症の正しい知識を身につけよう。

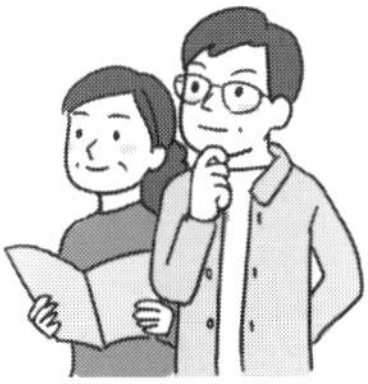

4. 介護保険など、サービスを積極的に利用しよう。

5. サービスの質を見分ける目を持とう。

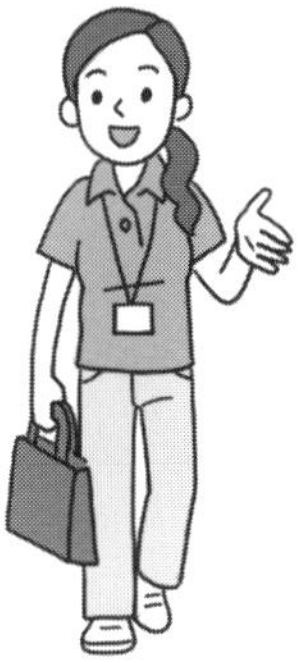

6. 介護経験者は知恵の宝庫。いつでも気軽に相談を。

7. 今できることを知り、それを大切に。

8. 恥じず、隠さず、ネットワークを広げよう。

9. 自分も大切に、介護以外の時間を持とう。

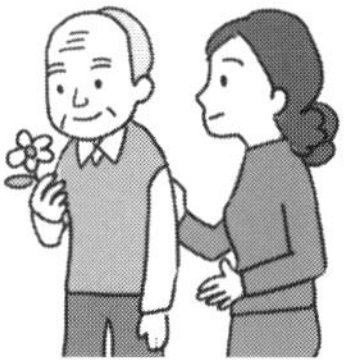

10. 往年のその人らしい日々を。

条を紹介しましょう。前ページの表を参考にして、実践してみてください。

この10か条を見てもわかるように、認知症の人や家族を支える地域の力も必要です。

パーキンソン病

認知症と間違えられやすい病気に、パーキンソン病があります。パーキンソン病は、ドーパミンという脳の神経伝達物質が不足して起きると考えられている病気です。ドーパミンが不足すると、脳の指令がうまく伝わらず、体がスムーズに動かなくなってしまいます。しかし、なぜドーパミンが不足してしまうのか、原因はまだ解明されていません。

パーキンソン病は50～60代で発症することが多く、ゆっくりと進行します。高齢者に多い病気ですが、若年層でも発症することもあります。映画『バック・トゥ・ザ・フューチャー』に主演したマイケル・J・フォックス氏は30歳の若さでパーキンソン病になり、俳優引退後はパーキンソン病の研究助成活動に邁進しています。

この病気に対して、私は「神経の老化が早く進行する」というイメージを持っています。体の運動機能を「動力を伝える歯車」にたとえると、パーキンソン病は、「ドーパミン神経の歯車」がほかの人よりも少しずつ早く摩耗、劣化していきます。ドーパミン神経は快感や多幸感を伝達する神経で、意欲を高めてくれます。快感という報酬を得るために、やる気を鼓舞し、目的が達成されたときにドーパミンが分泌されて多幸感が得られるのです。

ドーパミンが不足すると、身体的にも精神的にも、さまざまな症状が出ます。それは大きく、運動症状と非運動症状に分けられます。

①運動症状

筋肉が硬縮して、体をうまく動かせなくなります。これは、運動を調節する脳の基底核の細胞が減って、ドーパミンをつくれなくなるためです。

・歩行障害…小刻み歩行、歩き始めの一歩が出ない、歩行を始めると加速してしまう。
・無動…無表情、動作が遅い、動作が小さい。
・振戦《しんせん》…じっとしているときに手が震える。
・姿勢保持反射障害…体のバランスがとれない、ぐらつく、倒れやすい。

②非運動症状

・自律神経症状…便秘、尿失禁、頻尿。
・睡眠障害…寝つきが悪い、睡眠が浅い、昼間の過眠。

・精神症状…快感喪失、不安、うつ、幻視、認知症など。

パーキンソン病と似たような症状が出る病気は、ほかにもあります。レビー小体型認知症や線条体黒質変性症などのほか、薬害によるものもあります。パーキンソン症状の出るそれらの疾患を総称して、「パーキンソン症候群」と言います。

診断と治療法

治療は、薬物療法が中心です。パーキンソン病は、ドーパミンが不足して、ドーパミン神経の歯車が回りにくくなっている病気です。そこで、歯車を回しやすくする潤滑油（薬）をさしてやるのです。

薬にはいろいろなものが開発されています。ドーパミンの原料となるレボドパ（L-ドーパ）製剤、ドーパミンの代わりをするドーパミン受容体作動薬（ドーパミンアゴニスト）などです。

薬物療法と組み合わせて効果がある治療に、「脳深部刺激療法（DBS）」があります。脳の中に電極を入れ、電気刺激を行う治療です。歯車の動きを悪くしているサビを一気にこそげ取る、サビ取りのような効果があります。これをすると、潤滑油（薬）の効きもよくなります。

パーキンソン病では、リハビリテーション（運動）も必要です。歯車は、ふだんから回していないと硬くなって回らなくなってしまいます。同じように、筋肉も動かさないとどんどん固縮していきますから、なるべく体を動かしましょう。体を伸ばしたり捻ったりする運動のほか、ウォーキングも効果があります。歩くときは、公園などの安全なところで、杖を持ち、転ばないように気をつけます。

コラム

認知症と運転免許更新について

道路交通法の一部を改正する法律が平成29年3月12日より施行されました。

今回の改正では、ごく初期の認知症の方や、認知機能が軽度に低下した軽度認知機能障害（MCI）の方にとっては、今後の生活に影響が出ることが予想されます。

今や、地方は都市部以上に車社会になっており、毎日の生活に車が欠かせない高齢者の方が多くいます。今後、日本はこれまで以上の超高齢社会に突入していきます。今回の道路交通法の改正が、高齢者の社会参加・活動の阻害に向かうのか、あるいは、より安全な社会の実現に貢献するのか、微妙な問題をはらんでいます。いずれにせよ、今後は、認知症になっても住みよい社会、町づくりを目指していきたいものです。

参考までに、以下に警視庁の発表を一部引用しておきます。

「認知機能検査と高齢者講習（75歳以上の方の免許更新）」

認知機能検査と高齢者講習を受講しないと免許証の更新はできません。

免許証の更新期間満了日（誕生日の1か月後の日）の年齢が75歳以上の方で免許更新を希望する方は、更新手続前に認知機能検査の受検と高齢者講習等を受講してください。

東京都内にお住まいの方は、都内の教習所または府中・鮫洲運転免許試験場（江東運転免許試験場では実施していません）で受けてください。（東京都公安委員会は、都内47教習所に検査と講習を委託しています）。

例外として他道府県で受験・受講・更新手続ができる「経由地更新」があります。

認知機能検査とは？

ご自分の判断力、記憶力の状態を知っていただくための簡易な検査です。

認知機能検査の内容は？

「時間の見当識」「手がかり再生」「時計描画」の３つの検査を行います。

コラム

パーキンソン病のiPS治療の可能性

2017年2月、『日経新聞』に「パーキンソン病のiPS治療、18年度に治験　京大」という興味深い記事が載っていましたので、ご紹介しましょう。

それによると、京都大iPS細胞研究所の高橋淳教授が、iPS細胞で難病のパーキンソン病を治療する臨床試験（治験）を2018年度に始めると明らかにしたそうです。高橋教授らの計画によると、健康な人からあらかじめつくったiPS細胞を患者に移植するということです。

iPS細胞を患者さん自身からつくるよりも、治療にかかる費用と期間が、実に10分の1にできる見通しだそうで、備蓄した他人のiPS細胞を使えば、治療期間は6週間、費用は数百万円になると言います。高橋教授は「新しい治療法を早く患者に届けたい」と話しており、治験がうまくいけば、製薬会社が国の承認を得たうえで、再生医療製品として実用化する計画とのことです。

最近の医学の進歩には、本当に目を見張るものがありますね。

冬 注意すべき病気と健康管理の秘訣

寒さが身にこたえる冬は、私たちの体にとっても厳しい季節です。年間を通して、日本人の死亡率が最も高いのが、12月から2月にかけての寒い時期。２０１２年の調査では、年間死亡者数の28・４％がこの３か月間に集中しています。寒くて空気も乾燥している冬は、いちばん健康に留意しなければならない季節なのです。

寒さは、それ自体がストレスになります。加えて家に閉じこもりがちになるので、体を動かしません。すると血流が悪くなり、ますます体が冷えていきます。「冷えは万病の元」という言葉があるように、体が冷えればさまざまな病気が近寄ってきます。がんも冷えの病気だといわれていますし、低体温は免疫を低下させて病気への抵抗力を奪います。また、家に閉じこもっていれば、お年寄りは認知症を発症しやすくなります。

とくに冬に気をつけたいのは、ヒートショックです。暖房がきいている室内と戸外では、温度差が20℃以上になる地域もあります。こうした大きな気温の変化は、血圧を急激に上げて心筋梗塞や脳梗塞のリスクを高めます。高血圧や心臓の弱い人、体力の落ちているお年寄りは、とくに注意しなければなりません。

また、年をまたぐ年末年始はイベントが多く、忙しいうえに無理を重ねて疲れがたまったり、暴飲暴食で胃腸に負担がかかり、体調を崩しやすくなります。

本来冬は、これから来る春に備えて、エネルギーを蓄える季節です。体のコンディションを整えておきたいのに、じつはストレスが多く、自律神経のバランスも乱れがちになります。寒いと、気持ちも落ち込みます。そうしたことが、原因のわからない不調につながっていきます。

そんな冬を乗り切る秘訣は、体を温めて血流をよくすること。冬こそ戸外に出て日差しを浴び、体を動かしてみましょう。また、ゆっくりお風呂に浸かって体を温めたり、温かい食べ物や飲み物でお腹を温めることも大事です。睡眠も十分とって、体を休めましょう。そうした日々の養生で、冬を楽しみながら穏やかに過ごすことができます。

12月

寒くなって急増するのが、脳卒中や心筋梗塞です。どちらも血管の病気で、その背景には動脈硬化や高血圧、糖尿病、脂質異常症などの生活習慣病があります。寒さや室内外の温度差は、体にとって大きなストレスになります。そうしたストレスが引き金になって、突然発症するのが脳卒中や心筋梗塞の怖いところ。発症すると重篤な後遺症が残ったり、死につながることもあります。

〈脳卒中／脳梗塞、脳出血、くも膜下出血〉

脳卒中は病名ではありません。脳血管障害によって起きる病気全般を指します。この言葉の由来は、「卒然として邪風に中（当）たる」とあります。突然悪い風に当たって倒れる様子を表していますが、現在では、原因は悪い風ではなく、脳の血管の障害であることがわかっています。

脳卒中には、脳の血管が詰まる「脳梗塞」と、脳の血管が破れる「脳出血」、脳の表面の血管にできたこぶ（動脈瘤）が破れる「くも膜下出血」があります。

①脳梗塞

脳の血管が詰まって、その先の脳細胞に血液が行かなくなり、脳細胞が壊死してしまう病気です。脳梗塞は、細い血管が詰まる「ラクナ梗塞」、比較的大きい動脈が詰まる「アテローム性血栓梗塞」、心臓の中にできた血栓が飛んできて脳の動脈を詰まらせる「心原性脳塞栓症」に分けられます。

日本人に多いのはラクナ梗塞です。原因は加齢や高血圧で、比較的症状は軽いものの、くり返すと血管性認知症の原因になります。アテローム性血栓梗塞は、頸動脈や脳の血管の動脈硬化が進んで血管が詰まってしまうもの。心原性脳塞栓症は、心房細動、リウマチ性心臓病、心筋梗塞など、心臓の病気によってできる血栓が原因になります。アテローム性も心原性も、運動障害、言語障害、感覚障害など、大きな後遺症を残すことがあります。

②脳出血

高血圧が続くと、脳の細い動脈に圧がかかって血管がもろくなり、やがて破れて出血してしまいます。発症したときに頭痛や嘔吐をともなうことが多く、重症な場合は意識障害を起こし、死につながることもあります。以前は脳卒中の死亡原因のほとんどは脳出血でしたが、近年は減少し、脳梗塞による死亡のほうが多くなりました。

③くも膜下出血

脳の表面の脳動脈にこぶ（動脈瘤）ができ、それが破れてくも膜下腔に出血が広がってしまう病気です。動脈瘤は先天性のものが多く、高血圧などの病気によって大きくなります。「バットで殴られたような」とよく表現される激しい頭痛や嘔吐があり、そのまま意識を失ってしまいます。出血量が多いと、命の危険もあります。

以上のように、脳卒中にはいろいろな病気がありますが、現れる症状にはあまり違いがありません。詰まるにせよ出血するにせよ、脳の細胞が損傷されることに違いはないからです。しかし、その損傷した部分によって、失語、運動障害、感覚障害などさまざまな症状が出ます。多くは、体の片側に症状が出ます。

脳卒中にはタイムリミットがある

脳卒中の発作というと、「突然意識を失って倒れる」と思っている人が多いかもしれません。しかし、重症の脳梗塞や脳出血、くも膜下出血以外は、軽い症状のことも多いのです。ろれつが回らない、箸を落とす、顔の半分に痺れがある、といったような症状です。しかし軽い症状でも、様子を見たり安静にするのではなく、すぐに病院に行ってください。

脳卒中は、初期治療が大事です。発症後3～6時間以内に治療を受ければ、その後の進行が抑えられるだけでなく、劇的に改善することもあります。タイムリミットを超えると、回復のチャンスを失い、後遺症が残ってしまいます。

脳卒中の特徴は、いつ発作が起きたかはっきりしていることです。自分がいつ倒れたか、その時間を覚えておくことも治療をする上で大事になってきます。

一過性脳虚血発作は脳梗塞の前ぶれ

脳梗塞と似た発作に、一過性脳虚血発作と呼ばれる発作があります。片側の手足や顔のマヒ、言葉が出ない、足がもつれるなどの症状が突然出ます。しかし時間がたつと（多くは数分から数時間）消えてしまいます。これが一過性脳虚血発作です。

これを放置すると、3か月以内に15～20％の人が脳梗塞を発症します。ですから、症状が消えても、必ず病院に行ってください。すみやかに治療を受ければ、その後の脳梗塞の危険を減らせることがわかっています。

一過性脳虚血発作は、一時的に血管が狭くなったり血栓が詰まって血流が途絶えたときに起こります。その後、血流が再開して詰まりが取れると症状はなくなりますが、脳梗塞

このような症状があったらすぐ病院へ

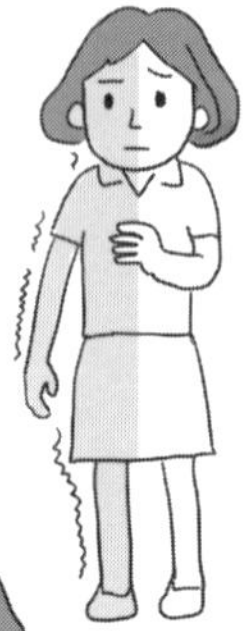

□ 体の片側がしびれたり、手足に力が入らない

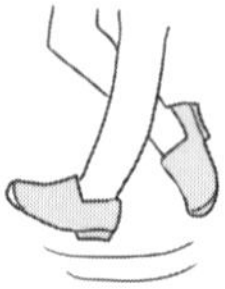

□ 足がもつれて歩けない

□ 話したいのに、急に言葉が出なくなる

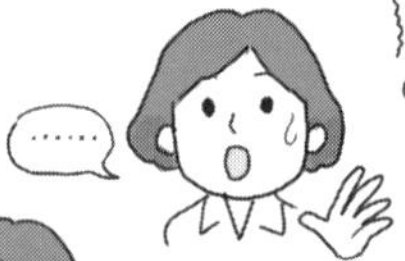

□ ろれつが回らない

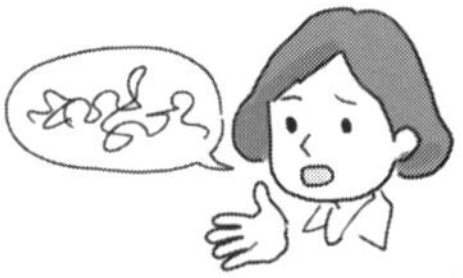

□ 人の言うことが一時的に理解できない

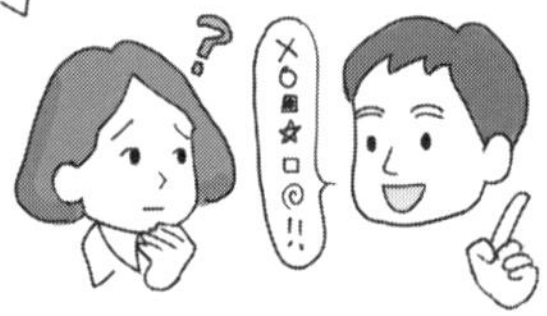

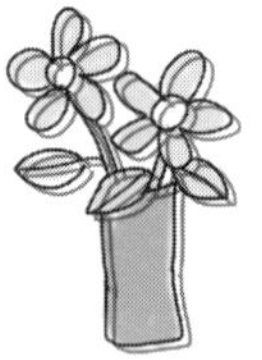

□ ものが二重に見える

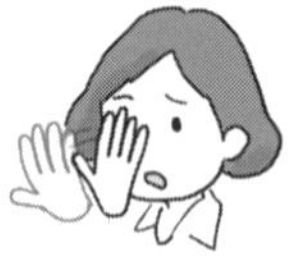

□ 片眼が見えなくなったり、視界の半分が見えない

□ 食べものが一時的に飲み込めない

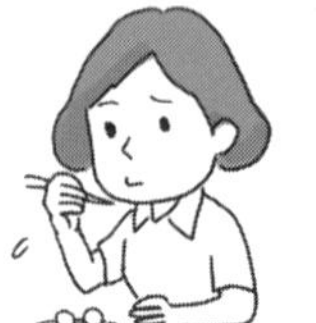

一時的にでも当てはまる項目があるようなら、
一度かかりつけ医に相談しましょう。

われています。

を起こしやすい素地があるということです。こうしたことから、脳梗塞の前触れ発作と言

◉このような人は要注意

血管を傷つける病気や生活習慣は、脳卒中のリスクを高めます。それを実証する次のようなデータがあります。

・高血圧に気をつけたら、脳卒中の発症率は30〜42％減少する。
・糖尿病に気をつけたら、脳卒中の発症率は24〜48％減少する。
・悪玉（ＬＤＬ）コレステロールに気をつけたら、脳卒中の発症率は30％減少する。
・喫煙は脳卒中の発症率を2〜3倍増加させ、発症リスクは喫煙本数が多いほど大きい。5〜10年間の禁煙で発症リスクは非喫煙者レベルに低下する。
・大量飲酒は脳卒中の発症率を68％増加させ、少量飲酒（1日ビール1缶程度）は脳梗塞の発症率を39％減少させる。
・慢性腎臓病（ＣＫＤ）は脳卒中の発症リスクを2〜3倍増加させる。

生活習慣病が脳卒中のリスクを倍加的に高めることがわかります。次に述べる虚血性心

血液サラサラ薬

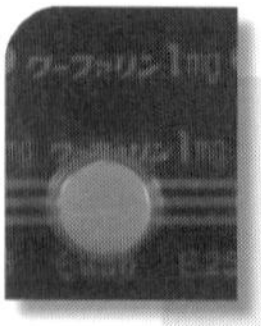

ワーファリンは
心臓（心房細動）が原因の脳梗塞に対して
64% も予防効果がある

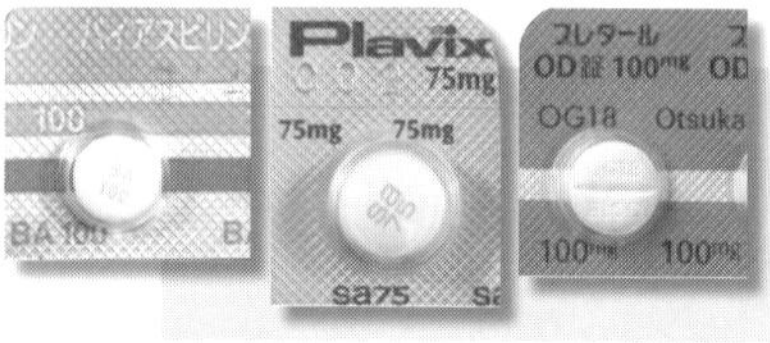

動脈硬化による
脳梗塞再発を
22〜41.7% 抑える

疾患でも、これと同じことが言えます。

治療法

脳卒中の治療には、急性期の治療と安定期の治療があります。脳梗塞の急性期の治療は薬による内科的治療が中心で、血流をよくしたり、脳のむくみをとる薬などが処方されます。発症後3時間以内なら、t-PA（アルテプラーゼ）という血栓溶解薬を投与すると、一般治療より20％も社会復帰率が高くなるというデータがあります。

脳出血やくも膜下出血では、血腫を除去する手術や、脳動脈瘤の根元を止めるクリッピング手術が行われます。

また再発を予防するためには、血圧や血糖

値の管理をしながら、血流をよくする薬（ワーファリンなど）や、血栓の形成を防ぐ薬（アスピリンなど）を服用します。

虚血性心疾患／心筋梗塞・狭心症

虚血性心疾患は、心臓の筋肉（心筋）に血液が行かなくなって起きる病気です。私は、医学生のときに授業で習った、「太った男性が暖かいレストランでタバコを吸いながらお酒を飲んで、その店の外に出たとたん心臓の発作を起こした」という虚血性心疾患の絵を、いまでも覚えています。この絵には、虚血性心疾患のリスク要因が、すべて盛り込まれています。

心臓は絶えず収縮と拡張をくり返して全身に血液を送っている、非常に重要な臓器です。心臓が休みなく働くためには、栄養や酸素が必要です。それを心筋に供給しているのが冠動脈です。

冠動脈には右冠動脈と左冠動脈があり、左冠動脈はさらに、前側を通る前下行枝《ぜんかこうし》と後ろ・側面を通る回旋枝《かいせんし》に分かれています。この3本の主要動脈から細い動脈が枝分かれし

虚血性心疾患のエピソード

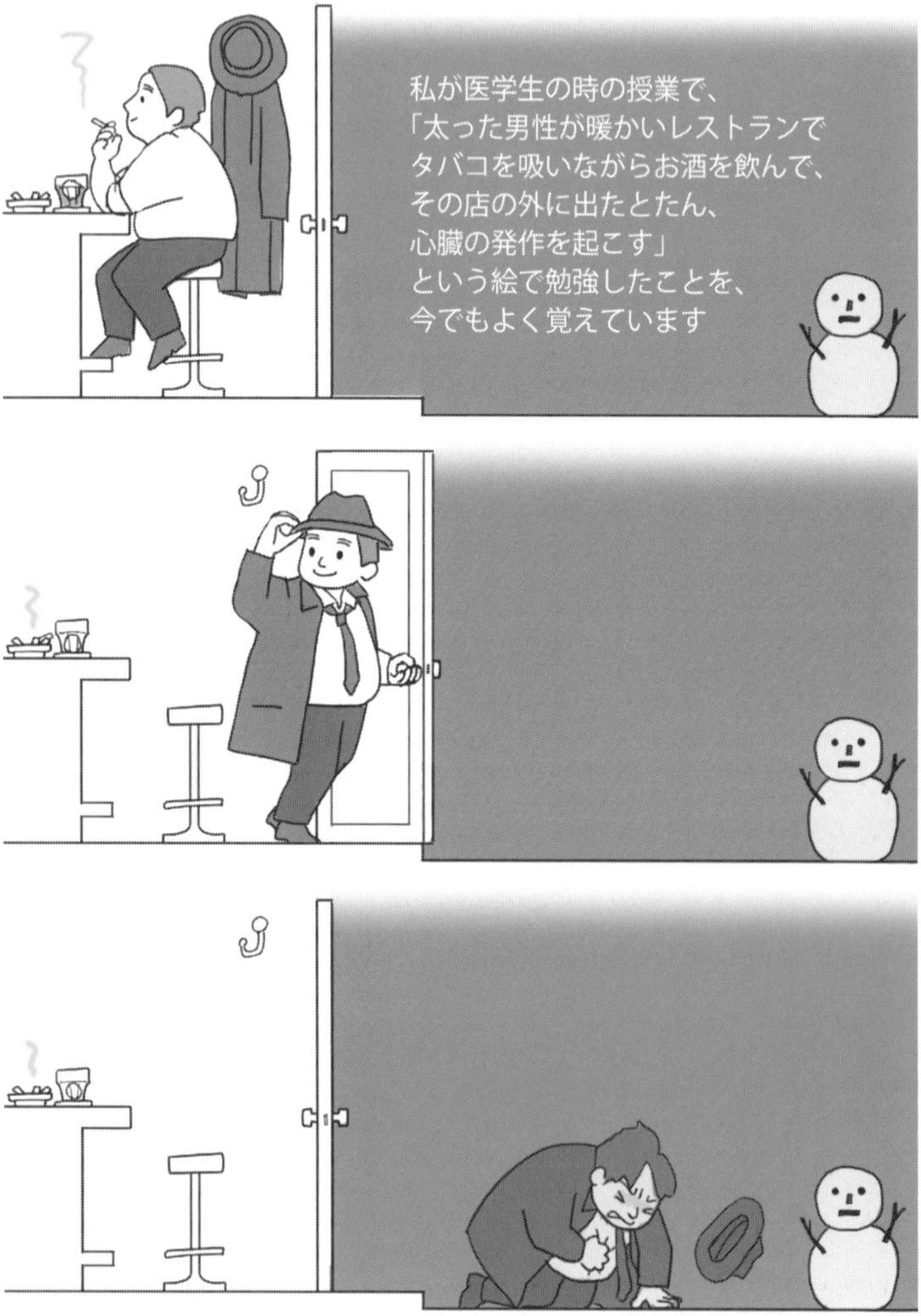

て、心筋全体に動脈血を送っています。

この冠動脈に動脈硬化が起きて、動脈の内腔が狭くなったり閉塞したりすると、狭心症や心筋梗塞になります。

①狭心症

冠動脈が狭くなって、一時的に心筋の細胞が酸素不足に陥る状態が狭心症です。狭心症になると、前胸部の押されるような痛みや、詰まるような息苦しさを感じます。しかし、安静にしていると、数分から十数分で症状は改善します。

狭心症には動脈硬化が原因で起きる「労作性狭心症」と、冠動脈が痙攣して起きる「冠攣縮性狭心症」があります。

労作性狭心症は、冠動脈が狭窄しているため、階段を上がったり力仕事をしたときなどに心筋に十分な血液が供給できずに起こります。

一方の冠攣縮性狭心症は、寝ているときや安静にしているときに起こります。冠動脈が痙攣して一時的に血流が途絶えるためですが、症状は労作性とほぼ同じです。どちらもニトログリセリンの服用で症状が抑えられます。

②心筋梗塞

冠動脈が閉塞して細胞が壊死してしまうのが心筋梗塞です。心筋梗塞は、前胸部に突然激しい痛みが襲い、その痛みが長時間続きます。それは「焼け火ばしを突き立てられたような」と表現されるほどの痛みで、顔面は蒼白になり、冷や汗が出たり、吐き気が起きてきます。

重症になると血圧が下がってショック状態になり、突然死することもあります。また、心筋の電気信号を伝える働きにも支障が出て、心臓のポンプ機能が失われる「心室細動」という怖い不整脈を起こすこともあります。

●診断と治療法

診断には、心電図検査、冠動脈検査（CT検査、カテーテル造影検査）、超音波エコー検査、心筋シンチグラム検査などの検査を行います。

狭心症の場合、安静時は心電図に異常を認めないことが多いので、階段昇降などの運動負荷をかけて行う運動負荷心電図を行います。心筋梗塞の場合は、安静時心電図で診断がつきます。

冠動脈検査で、手軽にできるのがＣＴ検査です。カテーテル検査より身体的負担が小さく、検査費用も安価です。しかも多くの研究で、的中率が98％と高いことがわかっています。

治療は、血行を再建する手術になります。体の他の部分の血管を使って、狭窄部の前と後ろをつなぐバイパス手術、狭窄部分にバルーン（風船）を入れて狭窄部を拡張させる経皮的冠動脈形成術（ＰＴＣＡ）、広げた狭窄部にステント（コイル状の金属）を入れて、狭窄部を内側から支えるステント術が行われています。

コラム

静脈血栓が詰まるエコノミークラス症候群

飛行機で長時間旅行した後、飛行機を降りたとたん、呼吸困難やショック症状を起こすことがあります。これは、突然肺の動脈が詰まる「急性肺血栓塞栓症（静脈血栓塞栓症）」で、エコノミークラス症候群（旅行者血栓症）とも呼ばれています。

飛行機のエコノミークラスで旅行すると、狭い座席に長時間座ったままの状態を強いられ、足の血流が悪くなります。すると静脈の中に血の塊（静脈血栓）ができ、それが歩行などをきっかけに足の血管から離れ、血流に乗って肺に到達します。そこで、肺の動脈を詰まらせてしまうのです。エコノミークラスに限らず、長時間椅子に腰掛けていると起こります。

２０１６年４月の熊本地震では、多くの人が余震を恐れて車の中で寝泊まりしていました。その中には、エコノミークラス症候群で亡くなった方が少なからずいました。

症状は、飛んできた静脈血栓の大きさによります。小さければ無症状のことが多いのですが、ある程度の大きさになると突然呼吸困難を起こし、さらに大きくなって血流が途絶えると、失神やショック状態に陥ります。そのとき、胸の痛み、全身倦怠感、動悸、冷や汗などの症状もともないます。

原因は、下半身の静脈の血流不全です。これを防ぐには、足を下ろした姿勢で長時間座らない、ときどき足を動かす、歩く、ふくらはぎのマッサージをする、十分な水分補給をする、などがあげられます。

1月

気温が低く乾燥している冬は、感染症に注意しなければならない季節です。感染症を引き起こすウイルスや細菌などの微生物は、低温・乾燥を好み、夏より冬のほうが長生きします。一方、人間は低温・乾燥の環境下では免疫力が低下して、病原体に感染しやすくなります。かぜやインフルエンザだけでなく、冬は食中毒（ノロウイルスなどによる感染性胃腸炎）にも注意が必要です。

インフルエンザ

インフルエンザはインフルエンザウイルスによる感染症です。流行期は11月～3月で、流行のピークは1月下旬～2月上旬です。

インフルエンザウイルスは直径約1万分の1㎜の大きさで、A、B、Cの三つの型があります。毎年流行をくり返しているのはA型とB型ですが、A型のほうが感染力も症状も強く、これまで何度も世界的な大流行（パンデミック）を起こしてきました。香港かぜやスペインかぜでは、多くの死者が出ました。

一方のB型は大きな流行になることはありませんが、胃腸症状を起こしやすいと言われています。

インフルエンザに感染すると、せき、発熱、くしゃみ、関節痛など、かぜに似た症状が出ます。しかし、かぜはゆるやかに進行するのに対し、インフルエンザは急激に進行し、症状も重篤です。次のような症状があったらインフルエンザの疑いが濃厚ですから、医療機関を受診しましょう。

・高熱（38℃以上）が48時間続く。
・せきに痰をともなう。
・耳の痛みや耳だれがある。
・のどの痛みがどんどんひどくなる。

インフルエンザの感染経路は、おもに飛沫感染と経口感染です。飛沫感染は、感染者のせきやくしゃみの飛沫に含まれるウイルスを鼻や口から吸い込んで感染するもの、経口感染は、手すりやつり革やドアノブなどに付着したウイルスに触れ、そのウイルスが口から入って感染するものです。

これを予防するには、マスク、うがい、手洗いが基本です。手洗いは、石鹸で30秒、指先や指と指の間まできれいに洗います。チューリップの歌（咲いた、咲いた～♪）を歌いながら洗うと、ちょうど30秒です。

インフルエンザにかかったら

安静にして十分な睡眠をとり、水分と栄養をしっかり補給します。水分補給を怠ると、高熱から脱水症状を起こすことがあります。

また、ウイルスの活動や感染を抑えるために、加湿器などで室内の湿度を50～60％に保つといいでしょう。こうして安静にしていれば、健康な人なら1週間くらいで治ります。しかし呼吸器などに病気を持っている人や高齢者は重症化しやすいので、注意が必要です。

治療薬には、タミフル、リレンザ、イナビルなどの抗ウイルス薬があります。しかしインフルエンザウイルスは増殖、感染が早いので、48時間以内に服用しないと効果が得られません。

インフルエンザワクチンの知識

インフルエンザは、ワクチンである程度発症を抑えることができます。ワクチンを接種しておくと、インフルエンザウイルスに対する抗体（ウイルスなどの異物を体から排除する分子）ができます。すると、インフルエンザのシーズンにウイルスに接触しても、抗体がウイルスを排除してくれます。

通常は抗体が一度できると、同じウイルスに感染することはありません。しかし、インフルエンザウイルス（とくにA型）は変異しやすく、抗体ができても毎年少しずつ変異して、新たな感染源になります。

ですから毎年、どの株のウイルスが流行しそうかあらかじめ予測して、ワクチンをつくります。したがってインフルエンザは、毎年ワクチンを打つ必要があります。

この流行の予測が当たる確率は70～80％と言われています。しかし、実際に流行したインフルエンザの型と合わなくても、50％以上の確率で発症を抑えることができます。

ワクチンの効果は6か月くらい続きますから、10月頃に1回打てば、効果は3月頃まで続きます。ただし、子どもは2回接種します。これまでインフルエンザにかかったことがないと、ワクチンを打っても抗体ができにくく、しかも子どもは1回に打つ量が少ないので、十分な抗体をつくることができません。そこで、2回の接種が必要になるのです。

ワクチンには、複数のウイルスの株が入っています。従来のワクチンはA型2種類、B型1種類の3価ワクチンでしたが、2015年のシーズンからA型2種類、B型2種類の

「かぜ」と「インフルエンザ」の違い

	かぜ	**インフルエンザ**
	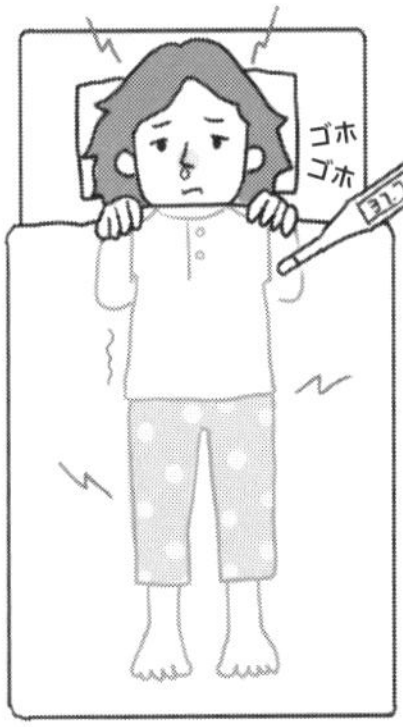	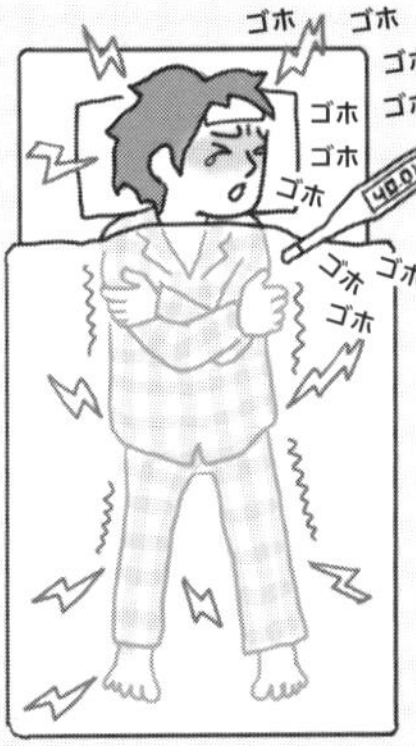
症状の出方	のどや鼻	全身に出る
進 行	ゆるやか	急 激
発 熱	38 度前後	39〜40 度の高熱
寒 気	軽くある	強い
鼻 水	ひき始めに出る	あとから出る
せ き	軽く出る	たくさん出る
頭 痛	軽 い	強 い
筋肉・関節痛	軽 い	強 い

4価ワクチンに変わりました。これは世界的な傾向で、株が増えるほど、多くのウイルスに対応できるようになります。

ノロウイルス

冬に猛威を振るうのは、インフルエンザばかりではありません。ノロウイルスやロタウイルスによる感染性胃腸炎にも注意が必要です。これらのウイルスもインフルエンザウイルス同様、低温・乾燥の環境下で元気になり、感染力が強くなります。とくに強力なのが、ノロウイルスです。

ノロウイルスは抵抗力が非常に強く、外界で1か月近く生きています。気温が低くなると、生存期間はさらに長くなります。また冬場は空気が乾燥しているので飛沫感染や空気感染が起きやすく、こうしたことが冬場の流行を招いています。

厚生労働省の調査では、ノロウイルスによる食中毒の患者数は全食中毒患者数の58%を占め、その65%は冬季（11月〜2月）に発生しています（「食中毒統計」平成23〜27年の平均）。

感染の流行は11月頃から始まり、12月にいったんピークに達した後、年が明けて1月から3月まで再度流行します。

ノロウイルスに感染すると、下痢、嘔吐、吐き気、発熱、腹痛などの症状が起きます。ウイルスの潜伏期間は1～2日で、感染して2、3日後には発症します。その感染経路は、大きく三つに分かれます。

①経口感染…ウイルスに汚染された食品を生、あるいは十分加熱しないで食べた場合。

②接触感染…ウイルスに感染した人が、十分に手を洗わずに調理した食品を食べたり、汚染された調理器具で調理した場合。また、感染した人の便や吐瀉物に触れた手指を介して感染することもある。

③飛沫感染…感染した人の便や吐瀉物が乾燥して舞い上がり、それを吸い込んだ場合。

ノロウイルスによる感染性胃腸炎は、他の食中毒のように菌やウイルスに汚染された食品が原因になるよりも、接触感染や飛沫感染が原因になることが多いようです。感染した人の便や吐瀉物の処置が不十分だと二次感染を起こすので、その予防も大事です。

ノロウイルスの潜伏期間は？

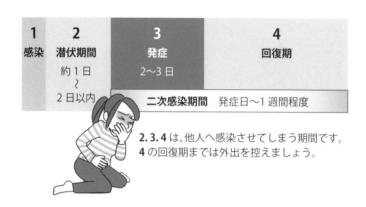

1	2	3	4
感染	潜伏期間	発症	回復期
	約1日〜2日以内	2〜3日	
		二次感染期間　発症日〜1週間程度	

2. 3. 4 は、他人へ感染させてしまう期間です。
4 の回復期までは外出を控えましょう。

治療中は脱水症状が起きないよう配慮しましょう

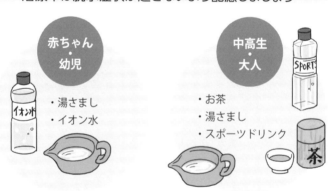

赤ちゃん・幼児

・湯さまし
・イオン水

中高生・大人

・お茶
・湯さまし
・スポーツドリンク

水分は少しずつ回数を多めに摂取します。
胃腸に負担をかけない飲み物であれば OK です。

ノロウイルスに感染したら

ノロウイルスに対しては、治療薬もワクチンのような予防薬もありません。病院に行っても薬が処方されるわけではありませんから、回復するまで自宅で安静にしているほうがいいでしょう。大人なら、発症してから1週間くらいで回復します。

乳幼児の場合は脱水が心配なので、ものが食べられないようなら小児科で診てもらいましょう。食事がとれて水分補給もしっかりできていれば、自宅療養でもかまいません。下痢、嘔吐がひどいときは、脱水症状を起こさないように、水分を十分とります。お茶、湯冷まし、スポーツドリンクなど、胃腸に負担をかけない飲み物を少量ずつ、回数を多めにとります。

床を嘔吐物や便で汚してしまったときは、家庭内の二次感染を防ぐために適切に処置しましょう。使い捨て手袋、マスクを必ず着用し、エプロンなどで衣服を覆います。その上で、次のように汚物を処理します。

①便や嘔吐物はペーパータオルなどで取り除き、ビニール袋などに入れます。

②残った汚物にペーパータオルをかぶせ、1000ppm以上の濃度に調整した次亜塩

素酸ナトリウム液（50～100倍に薄めた塩素系漂白剤）を注ぎ、汚染場所を広げないようにペーパータオルで拭き取ります。

便や嘔吐物は乾燥すると空気中に漂って、空気感染を引き起こします。感染者の汚物はできるだけ早く処理しましょう。

嘔吐などで汚してしまった衣服は、嘔吐物や排泄物をとってから、洗濯機にかけ、乾燥機で熱をかけるのがいちばんいいようです。

ただし、次亜塩素酸で消毒すると漂白されてしまったり、熱湯で熱処理すると衣服が縮んでしまうことがあるので、気をつけてください。

コラム

冬を乗り切る五つのコツ

寒い冬を乗り切るには、次のようなことに心がけて、心も体も温めましょう。

①よく眠る

寒い冬は、よく眠るに限ります。「冬の睡眠時間は7～9時間がよい」と言われていますが、眠れるときはよく眠って、英気を養いましょう。

②温かい朝食を食べる

寒い朝、温かい食事をとると1日のよいスタートが切れます。おかゆや雑炊、オートミールは、でんぷんや食物繊維を吸収する力を高め、エネルギーをチャージしてくれます。

③野菜と果物を食べる

冬はビタミンやミネラルが不足しがちで、かぜやインフルエンザにかかりやすくなります。冬の果物や根菜類は体を冷やすことはありませんが、生野菜は体が冷えるので、煮込んだり、スープにするといいでしょう。1日に最低でも5種類の野菜や果物をとってください。

④ホットミルクを飲む

寒いと、かぜをひきやすくなります。かぜを防ぐためには、免疫力を高めることが大事です。牛乳には免疫細胞の材料になるタンパク質と、造血作用があり、免疫力をアップさせるビタミンB12が豊富です。体を冷やさないように、温めて飲みます。

⑤家族や友人と外に出て適度な運動をする

寒いからといって家に閉じこもらず、外に出かけて散歩をしたり、新しい遊びを見つけましょう。適度な運動はストレスの発散になり、体を健康に保ちます。

2月

2月になると、まだ外は真冬の寒さなのに、そろそろ花粉が飛び始めます。花粉症の人にとっては、つらいシーズンの始まりです。花粉症の治療は、症状が出てからでは遅すぎます。花粉が飛ぶ前から、予防のための準備をしておきましょう。近年、花粉症は通年化してきました。スギやヒノキだけでなく、さまざまな植物が花粉症の原因になっています。

花粉症

花粉症は、スギやヒノキなどの植物の花粉が原因となって起きるアレルギー症状です。花粉が鼻や目の粘膜にくっつくと、鼻水、鼻づまり、くしゃみ、目のかゆみなど、さまざまな症状が現れます。とくに鼻の症状が顕著なため、「季節性アレルギー性鼻炎」とも呼ばれています。

患者数ははっきりわかっていませんが、年々増加しており、日本人の3人に1人（29・8％）が花粉症だという調査もあります（2008年鼻アレルギー疫学調査）。

しかし、だれもが花粉症を発症するわけではなく、また、発症までには準備期間があります。アレルギーの素因を持っている人は、花粉が体内に入ると、その花粉（抗原）に対応した抗体をつくります。これがIgE抗体と呼ばれるもので、花粉によって異なる抗体（特異的IgE抗体）がつくられます。

その後、花粉を数年～十数年浴びると、抗体がたくさんつくられて十分な量に達します。これを「感作が成立した」と言います。感作成立後に花粉が体内に入ってくると、花粉症の症状が出現するようになります。

これまで、子どもは花粉症にならないと言われてきました。しかし飛散する花粉の量が増えて感作までの期間が短くなり、小さな子どもでも花粉症にかかるようになりました。また、母乳から人工栄養への切り替え、食生活の変化、大気汚染、腸内細菌の変化、喫煙、ストレスなども患者さんの増加や、症状の悪化に関係していると指摘されています。

症状が起きるメカニズム

花粉症は、体内に入った花粉を異物として排除しようとする免疫反応です。病原体を排除するときなどに働く反応で、一般的には体にとって好ましいものですが、それが過剰になると花粉症のようなアレルギー症状を起こします。花粉症の人の体内では、次のような

花粉症が起きるメカニズム

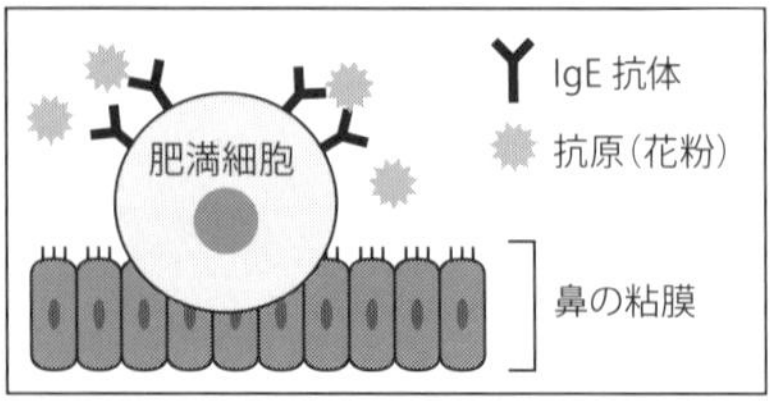

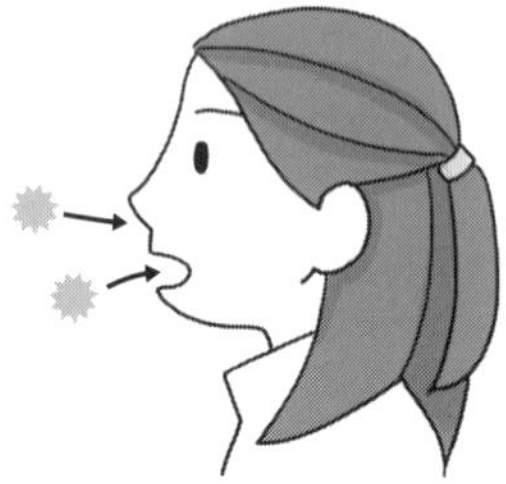

1. 花粉が目や鼻、口から体内に入ってくる

↓

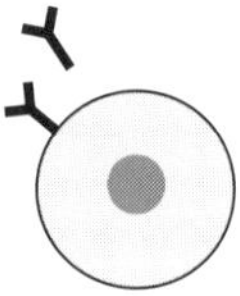

2. 花粉症の人は、花粉を異物（抗原）と判断し、
IgE 抗体をつくって対抗しようとする。
IgE 抗体は目や鼻の粘膜にある肥満細胞に結合。

↓

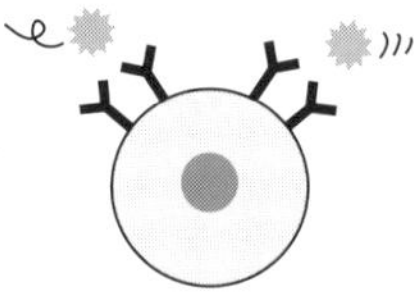

3. 花粉が体内に入ってくるたびに、
IgE 抗体が増加する。

↓

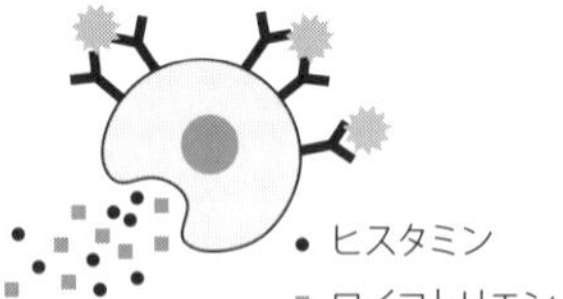

4. ヒスタミンやロイコトリエンなどの
化学伝達物質を放出する。

↓

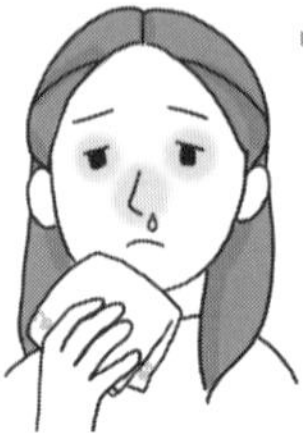

5. 鼻水や目のかゆみなど
花粉症の症状が起こる。

ことが起きています。

①体内に花粉が入ると、体が花粉を異物（抗原）と認識し、それに対応するIgE抗体をつくる。

②IgE抗体は目や鼻の粘膜にある肥満細胞にくっついて、体内に入ってきた花粉と結合する。そのとき、肥満細胞からヒスタミンやロイコトリエンなどの化学物質が分泌され、花粉を体の外に追い出そうとする。

その結果現れるのが、くしゃみ、鼻水、流涙、目のかゆみなどの症状です。花粉症の鼻水が水っぽいのは、花粉を鼻水で流すためです。また、鼻が詰まるのは、花粉を体内に入れないようにするためです（前ページのイラスト参照）。

◎上手な花粉症対策

花粉症を少しでも軽くするためには、花粉に接触しないことがいちばんです。花粉情報をこまめにチェックし、花粉の多い日（時間帯）は外出しないようにします。外出しなければならないときは、次のことに気をつけてください。

①外出時の注意

・マスク、メガネ、帽子を着用。
・ツルツルした花粉のつきにくい上着を着て、帰宅後、家の中に入る前に服についた花粉を十分落とす。
・うがい、手洗い、洗顔、洗眼をして、粘膜や体についた花粉を洗い流す。

②ふだんの生活での注意

・窓や扉を開けない。換気は、花粉が飛んでいない朝早くか、夜行う。
・洗濯物や布団は外に干さない。干したときはよくはたいてから取り込む。布団は掃除機で花粉を吸い取る。
・掃除をこまめに行う。掃除機をかけた後は、舞い上がった花粉が床に落ちるので、ふき掃除をして花粉を除去する。
・タバコやお酒は粘膜に作用して症状をひどくするので、控える。
・しっかり睡眠をとり、ストレスをためない。

なお、花粉が飛びやすい時間帯や日というものがあります。次ページのイラストを参考にして、対策を立てましょう。

花粉の多く飛ぶ時間帯や天候

午後 1〜3 時と午後 5〜7 時

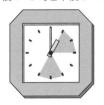

気温の高い日が 2〜3 日続いた後

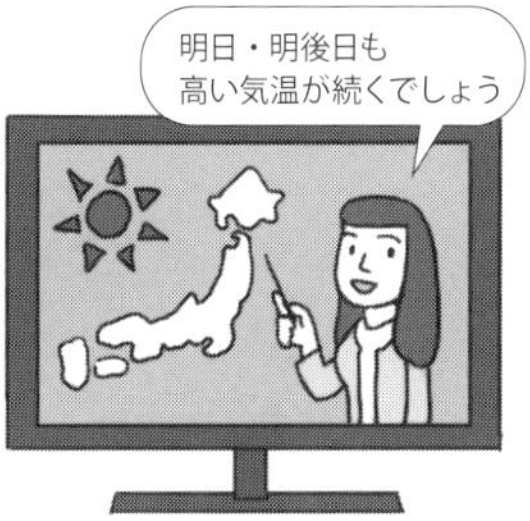

雨上がりの翌日

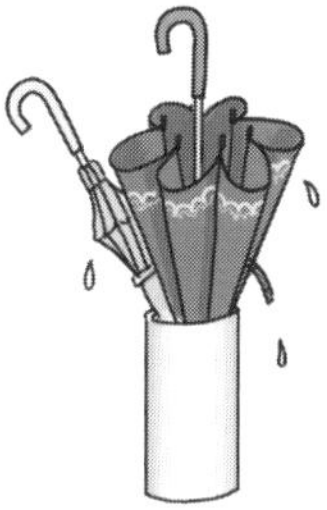

空気が乾燥して風が強い日

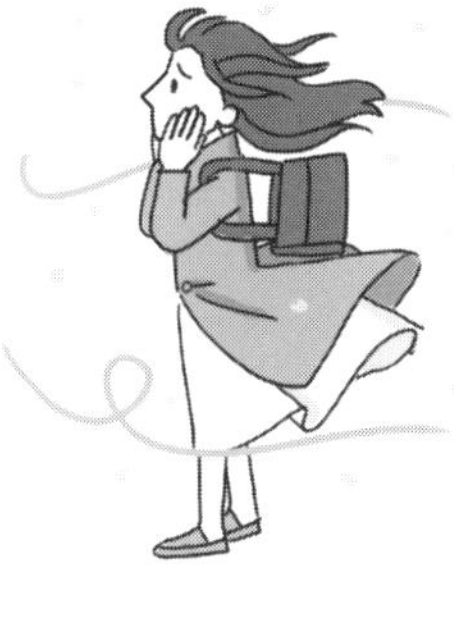

晴れて気温が高い日

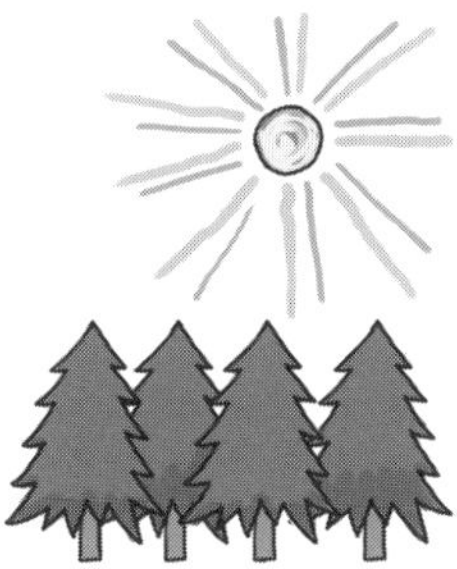

どんな治療法がある？

近年は、花粉が飛散する2週間以上前から治療を始める初期療法が行われています。対症療法は、薬物治療が中心です。薬には抗ヒスタミン薬、抗アレルギー薬、TH2サイトカイン阻害薬、抗ロイコトリエン薬などがあります。症状がおさまらない場合は、局所ステロイド薬も使われます。用途に応じて、経口薬、点鼻薬、点眼薬を使い分けます。

原因療法として最近注目されているのが、自宅でできる舌下《ぜっか》免疫療法です。舌の下にスギ花粉のエキスを垂らし、2分間そのままにして、飲み込みます。毎日少量の抗原を体内に取り入れることで、免疫を獲得していきます。2年を目安に行い、効果が確認できればさらに治療を続けます。

麻しん

春から初夏にかけて気をつけたいのが、麻しんです。冬のうちに対策を立てておきましょう。麻しんは、一般的には「はしか」と呼ばれています。麻しんウイルスによる急性熱性発疹性の感染症で、非常に強い感染力を持っており、免疫を持っていない人はほぼ100%感染します。しかし、一度発症して免疫を獲得すると、一生免疫が持続すると言われています。

麻しんは乳幼児の発症が多く、2歳以下の患者が半数を占めますが、2007年、2008年に10代～20代を中心に大きな流行があり、国の麻しん対策が変わりました。2008年から5年間、中学1年、高校3年に相当する年代の人に2回のワクチンを接種することにより、10代～20代の患者数は激減しました。

感染経路は、空気感染、飛沫感染、接触感染です。感染すると、約10日後に発熱、せき、鼻水といったかぜのような症状が出ます。乳幼児は、下痢、腹痛などの消化器症状をしばしばともないます。2、3日発熱が続いた後、いったん熱は下がりますが、再び39℃以上の高熱と発疹が出ます。その発疹の1～2日前に、口腔内に白い粘膜疹（コプリック斑）が奥歯付近の粘膜にできます。

これは麻しんの特徴的な症状で、この粘膜疹が出た後、発疹が顔面や体幹から全身に広がっていきます。発疹や高熱とともに、全身倦怠感、せき、鼻水などの症状もひどくなりますが、この状態は数日続いてしだいに回復期に向かっていきます。発疹も数日後には色素沈着して、鎮静に向かいます。

発疹がおさまった後も熱が下がらないようなら、細菌による二次感染の恐れがあります。合併症として多いのは肺炎と中耳炎で、肺炎は合併症の約半数を占めます。また頻度は低いものの、脳炎が合併することもあります。

診断と治療法

従来は麻しんに特有の臨床症状を見て診断することが多かったのですが、最近は「IgM抗体検査」や「ウイルスの遺伝子検査」で確定診断されるようになりました。麻しんと診断されても、治療薬はありません。

麻しんウイルスは、直径100~250nm（ナノメートル）と非常に小さく、空中に浮遊しています。このウイルスを吸い込んで感染しますが、マスクや手洗いでは予防できません。感染発症を防ぐ手段はワクチンの接種だけです。

予防接種が始まった

2006年4月から、麻しん・風しん混合生ワクチン（MRワクチン）が定期予防接種に導入され、同年6月から2回の予防接種が始まりました。第1期は1歳以上2歳未満まで、第2期は5歳以上7歳未満までです。この時期を過ぎてしまうと、定期予防接種として受けられなくなってしまいます。

MRワクチンを接種すると、95％以上の人が免疫を獲得します。また2回接種することで、免疫が獲得できなかった人にも免疫をつけることができます。

接種後、年数が経過するとだんだん免疫が低下することがあります。そういう人は、再度ワクチン接種することで免疫を増強できます。

予防接種を受けなくても、一度麻しんにかかっている人は免疫があるので、ワクチン接種を受ける必要はありません。また、妊娠中に麻しんにかかると、流産や早産を起こすことがありますが、妊娠中はワクチン接種を受けられません。未接種、未罹患の人は、妊娠前に確認して、ワクチン接種を受けておいたほうが安心です。

ワクチン接種後のおもな副反応は発熱と発疹ですが、2回目の接種以降は、副反応はあまり出なくなります。

ワクチンを2回接種するようになって、患者数は激減しました。また、2010年以降ウイルスは海外由来型のみで、日本の土着ウイルスは存在しないことがわかりました。2

015年3月には、日本はWHO（世界保健機関）から「麻しんの排除状態にある」ことが認定されました。

コラム　2月4日は世界がんデー

がんに対する正しい知識を持ち、がんへの意識を高めることを目的に、2月4日が世界がんデー（World Cancer Day）に制定されています。この日は、世界最大の連合団体である国際対がん連合（UICC）が、WHOの支援を受けながら、世界各国でがんに対する啓発行事を行っています。

2人に1人ががんになる時代を迎えたにもかかわらず、日本ではまだまだがんに対する意識が低く、がん検診の受診率も高くありません。UICC日本ではがんをテーマにしたシンポジウムなどを行っていますから、そういうイベントに参加して、がんを考えるきっかけにしてほしいと思います。

通年

「がん対策」を中心に

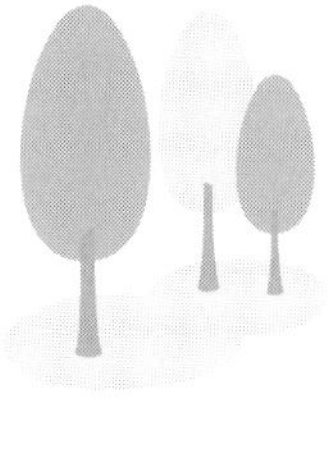

　時代とともに、病気も変わってきました。昔は感染症や伝染病が猛威を振るっていましたが、第二次大戦以降、生活習慣病が大きな問題になっています。

　生活習慣病は、かつては成人病と呼ばれていましたが、食生活や運動習慣、休養のとり方、嗜好品などの生活習慣が発病に大きく関わっていることがわかり、１９９６年に名前が改められました。

　そこから注目されるようになったのが、予防医学です。かつての成人病は二次予防（早期発見と早期治療）が重視されていましたが、生活習慣病は一次予防（発病の予防）に治療の重点が置かれています。食事や運動などの生活習慣に起因する病気は、一年を通して注意しなければなりません。

　この通年編では、いま日本人がいちばん恐れているがんを中心に、いかに生活習慣病を予防すべきか、食事と喫煙にスポットを当てて取り上げました。運動については、「秋編」のメタボや糖尿病などを参考にしてください。

自分の健康は自分で守る時代だと言われています。健康づくりは、だれかに言われたからではなく、本人が自覚を持って取り組まなければ効果があがりません。そのためには、何か目標を持つといいでしょう。旅行に行きたい、趣味のゴルフを続けたい、孫と遊びたい……目標は、なんでもいいと思います。

私自身は、年に2回行われるマラソン大会に出ることを目標に、健康管理と体力増進を図っています。食事に注意するのはもちろんのこと、普段から靴におもりをつけて生活し、運動不足を解消しています。

栄養や運動の正しい知識を持って生活習慣の見直しをすれば、それが結果的に健康寿命の延びにつながり、本当の意味での長寿を手に入れることができます。

人生は一度きりです。その人生を目いっぱい楽しむためにも、最後まで健康でいたいものです。

がん

季節に関わりなく、どんな人でもかかる可能性のあるがん。1981年以来、がんは日本人の死亡原因のトップにあり続けてきました。いまや2人に1人ががんになり、3人に1人ががんで亡くなる時代です。これだけ医療が進歩しているにもかかわらず、増え続けているのはなぜなのか。日本人にとってがん対策は喫緊の課題であり、だれもが予防を心がけなければならない病気です。

がんはなぜできる?

私たちの体の中には、毎日数千個のがんの芽が生まれていると言われています。しかしそのほとんどは、体に備わっている免疫の働きによって排除されます。したがってがんの芽ができても、だれもががんになるわけではありません。

ところが、激しいストレスや疲労などがあって免疫の働きが低下すると、がんの芽はがん細胞になり、次第に増殖して「がん」という病気になっていきます。がんになるかならないか、それは、その人の持つ免疫の力に大きく左右されるのです。

そもそも、なぜ人間はがんになるのでしょうか。

がんは、細胞のDNAの特定部位にいくつもの変異が積み重なって発生する、と一般に説明されています。その変異は、ウイルス、化学物質、放射線、大気汚染物質などの環境要因によるものや、細胞が分裂する際に一定の確率で起きる遺伝子異常によるものなどがあります。

細胞は、ＤＮＡに描かれている遺伝子をコピーして新しい細胞に生まれ変わりますが、その際、何らかの理由でコピーミスが起きると、細胞ががん化していくのです。

がん細胞はこのように、その人自身が持っている正常細胞が突然変異を起こしたものです。では、正常細胞とがん細胞はどこが違うのでしょうか。

まず、がん細胞は無制限に増殖します。正常細胞は自律的に制御されており、一定のサイクルで死んで、新しい細胞が再生されます。ところが、がん細胞はこの制御がきかなくなり、無制限に増殖し続けるのです。

また、周囲の組織に悪影響を与えるのも、がん細胞の特徴です。まわりの組織を壊して広がっていったり（これを浸潤と言います）、血液やリンパの流れに乗って離れたところに転移し、増殖していきます。しかし、正常細胞がそうしたふるまいをすることはありません。

検査の結果、「腫瘍が見つかりました」と言われることがあります。腫瘍イコールがんと思っている人もいると思いますが、腫瘍だからがんとは限りません。腫瘍は細胞が異常に増殖したもので、良性と悪性のものがあります。

良性腫瘍はそこにとどまっており、治療をしなくても体に害になるようなことはありません。おできやポリープ、イボなどがその例です。一方、悪性腫瘍は、治療をしないで放置すると、全身に転移して死に至ることもあります。これががんで、悪性度が高いほど転移しやすく、増殖のスピードも速くなります。

なお、良性腫瘍でも、脳などの大事な部位にできたり、がん化する恐れのあるポリープ（大腸ポリープなど）は切除などの治療を行います。

なぜ、がん患者は増え続けているのか？

日本ではがんで死亡する人が増え続けており、死亡者数はこの30年間で2倍以上になりました。一方、欧米では、がんによる死亡は頭打ち、もしくは減少しています。とくにアメリカは、１９７０年代から取り組み始めた国家プロジェクトによってがん予防効果のある食品の研究が進み、90年代前半からがんによる死亡が減少に転じています。

日本は、先進国の中でもトップクラスの医療技術を持っています。にもかかわらず、がんが増え続けているのはなぜでしょうか。そこには、さまざまな要因が考えられます。

①高齢化

がんは老化現象の一つで、高齢者ほどがんにかかりやすくなります。長生きするほど、遺伝子の異常が増えるからです。しかし、同じように高齢化しているドイツやイタリアでは、日本ほどがんの死亡が増えていません。高齢化だけではない、ほかの要因も考えられるのです。

②低いがん検診の受診率

がんは、検診を受け、早期に発見して治療を行えば、治癒する可能性が高くなります。ところが日本人は、がん検診をあまり受けていません。たとえば子宮頸がんの受診率は、アメリカが86・9％なのに、日本は24・5％（２００６年）でしかありません。男性の胃がんや肺がん検診率も45％程度（２０１３年）にとどまっています。

③生活習慣（食生活）の影響

食生活の欧米化が進み、この50年間で肉の摂取量は約10倍、脂肪の摂取量は約3倍に増えました。それに対して、食物繊維は大幅に減少しています。動物性脂肪が多く、食物繊維の少ない食事は、大腸がんや乳がん、前立腺がんなどのリスクを高めます。

こうして見ると、老化は不可抗力ですが、がん検診の受診や食事の改善は自分でできます。つまり、がんは努力すれば予防できるのです。

がんの診断と治療法

多くのがんは、自覚症状があまりありません。糖尿病や高血圧と同じように、自覚症状が出たときにはすでに手遅れのこともあります。それを見つけるには、やはり検診が大事です。

がんは一部を除いて、急速に大きくなることはないので、定期的にがん検診を受けて変化を見逃さないことです。検査技術も進歩して、以前に比べるとごく初期の段階から、がんを発見できるようになりました。

がんは、心臓や小腸を除くと、全身にできます。その中で死亡者が多いのは、肺がん、胃がん、大腸がんです。これは男女を問いません。この三つのがんと、乳がん、子宮頸がんは検診で早期発見できれば、死亡率が低下することが科学的に証明されています。したがって厚生労働省も、この五大がんの検診を積極的に推奨しています。

このように、研究を通して効果が科学的に証明されている医療を、「科学的根拠（エビ

科学的根拠に基づいた医療

医療では、研究を通して科学的に証明された手法が
最も客観的で優れているということで、
「科学的根拠に基づいた医療
（EBM：Evidence-Based Medicine）」の実践が
常識となっています。

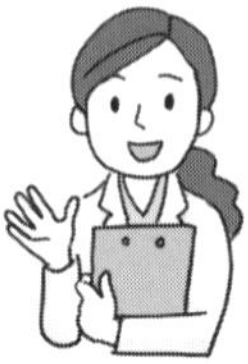

科学的に有効と証明されたがん検診

対象臓器	効果のある検診方法
胃	胃 X 線検査
子宮頸部	子宮頸部細胞診
乳房	視触診とマンモグラフィの併用
肺	胸部 X 線とハイリスク者に対する喀痰細胞診の併用
大腸	便潜血検査　大腸内視鏡

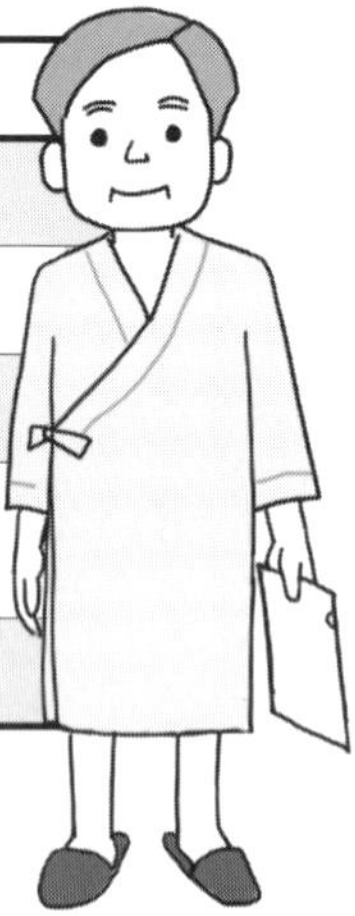

デンス）に基づいた医療（ＥＢＭ）」と言います。現代の医療では、ＥＢＭが最も客観的ですぐれているとされ、実践されています。

現在、医療機関で行われている標準治療も、科学的根拠に基づいたものです。手術、放射線療法、化学療法（抗がん剤治療）が治療の三本柱で、それぞれの治療も年々進化しています。

それでもなぜ、がんで亡くなる人は減らないのでしょうか。日本で死亡者の多い三大がんについて見てみましょう。

肺がん

日本では肺がんによる死亡者が最も多く、２０１４年には7万3千人あまりが肺がんで亡くなっています。

肺がんには小細胞肺がんと非小細胞肺がんがあり、非小細胞肺がんはさらに、扁平上皮がん、腺がん、大細胞がんに分けられます。この中で最も悪性度が高いのが、小細胞肺がんです。急速に増殖して大きくなり、早期のうちから脳などに転移します。これが全肺がんの20％前後を占めています。

肺がんは、進行すると慢性的な激しいせきや喘鳴《ぜんめい》（ゼイゼイ、ヒューヒューする呼吸音）、血痰、胸痛、息切れなどの症状が現れます。それにともなって食欲が落ち、体重も減ってきます。しかし、かなり進行するまで、こうした症状は出ません。

肺がんの原因として指摘されているのが、喫煙です。とりわけ小細胞がんは、喫煙の影響を強く受けます。しかし、タバコを吸わない人にも肺がんは多く、副流煙（タバコの火から立ち上る煙）による受動喫煙の害が叫ばれています。自分は吸わなくても、まわりの人のタバコの煙を吸うだけで、肺がんのリスクは20～30％高くなります。

この肺がんのリスクを測る指標が「喫煙指数」です。一日の喫煙本数と喫煙した期間をかけたもので、これが６００以上になるとハイリスク群になります。一日20本ずつ30年吸っている人は要注意です。

肺がんは自覚症状がないので、なかなか発見されません。多くは、たまたま撮った胸部レントゲンでがんが疑われ、胸部ＣＴ検査などの再検査で発見されます。胸部ＣＴ検査は、30秒という短い時間で撮影でき、鮮明に腫瘍を捉えることができます。

胃がん

胃がんは昔から日本人に多いがんでしたが、近年は減少しており、２０１５年の胃がん死亡数は10年前に比べて33％減少しました。しかし、罹患者数が減っているわけではありません。早期でがんが発見されるようになり、治癒成績が上がっているのです。

近年になって、胃がんの最大の原因がピロリ菌（ヘリコバクター・ピロリ）であることがわかってきました。ピロリ菌は胃の粘膜に住みついて、慢性胃炎（萎縮性胃炎）を起こします。炎症が慢性的に続いていると、それが細胞を傷つけてがん化していくのです。

ピロリ菌の感染者は、日本の総人口の約半数（６０００万人）を占め、50歳以上では8割が感染していると言われています。そのうちの一部が萎縮性胃炎を起こし、さらに２～３％が胃や十二指腸潰瘍を、約０・４％が胃がんを発症します。

そこで、ピロリ菌の除菌が勧められています。ピロリ菌を除菌すれば、萎縮性胃炎が治り、胃がんを予防できます。この予防効果は、胃の粘膜の萎縮が少ない初期ほど、大きくなります。

なお、ピロリ菌を調べる検査には、内視鏡を使う方法と使わない方法があります。内視鏡検査は、内視鏡で胃粘膜を調べ、組織を採って組織検査をします。

内視鏡を使わない方法には、血液検査による抗体測定や便を調べる抗原測定がありますが、呼気の中の二酸化炭素を分析する尿素呼気試験が精度も高く、苦痛も少ない診断法としてよく行われています。

◉大腸がん

大腸は、液状の消化物から水分を吸収し、固形状にして排泄する臓器です。上行結腸、横行結腸、下行結腸、S状結腸、直腸、肛門という部位に分かれ、それぞれにがんができます。

最もがんができやすいのは直腸で、大腸がんの約47%、次に多いのがS状結腸で約27%を占めます。大腸がんの7割以上は、大腸の終点に近い肛門の手前でできることがわかります。

大腸がんの症状は、部位によって違いがあります。大腸の右側（盲腸、上行結腸、横行結腸）にできるがんは、大きくなるまで症状が出にくく、硬いしこりに触れたり、腹痛や出血がある程度です。一方、左側（下行結腸、S状結腸、直腸）にできるがんは、便秘や

がん対策の目標（健康日本21-厚生労働省）

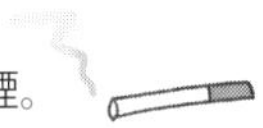

1. 喫煙が及ぼす健康影響についての知識の普及、分煙、節煙。

2. 食塩摂取量を1日10g未満に減らす。

3. 野菜の平均摂取量を1日350g以上に増やす。

4. 果物類を摂取している人の割合を増やす。

5. 食事中の脂肪の比率を25%以下にする。

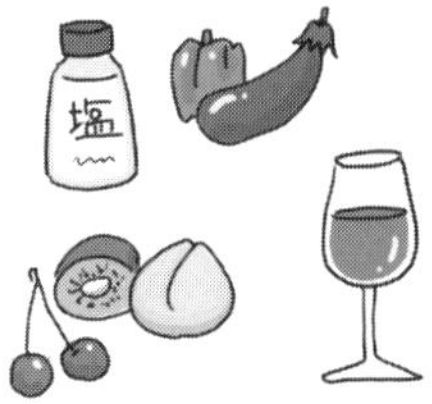

6. 純アルコールで1日に約60g飲酒する人の割合を減少させる。
「節度ある適度な飲酒＝約20g」

7. がん検診の推進。胃がん、乳がん、大腸がんの検診受診者の増加。

下痢、便が細くなる、便に血が混じる粘血便などの症状が出ます。

大腸がんはポリープががん化することが多いので、内視鏡検査でポリープが見つかったら、すぐに切除して組織を調べます。組織に病変が見つからなくても、ポリープを切除した1年後に内視鏡検査を受けたほうがいいでしょう。その後も、定期的に検査を受けます。

大腸がんは、ほかのがんに比べると、症状が比較的出やすいがんです。急に排便の状態が悪くなったら、一度病院を受診しましょう。

がんを予防する食事と禁煙

がんは生活習慣病の一つです。ある調査では、がんの30%は食事、35%は喫煙が原因だとしています。がんだけでなく、糖尿病、高血圧、動脈硬化、脂質異常症、高尿酸血症などの生活習慣病は、日々の誤った生活習慣の積み重ねが発症に大きく関与しています。それは自分がつくった病気ですから、自分で予防し、治すこともできるのです。

バランス食

健康のために、「バランスのよい食事」が勧められています。しかし、日本人にとって、バランスのよい食事とはどんなものでしょうか。

私は、「一汁三菜」の食事だと思っています。主食に、主菜と副菜2品。それに、みそ汁。厚生労働省は一日30品目を食べるように指導していますが、一汁三菜にすれば、いろいろなものをバランスよく食べられます。

・主食……ごはん、パン、麺類など（炭水化物）→エネルギーをつくる

・主菜……魚、肉、卵料理など（タンパク質）↓体をつくる
・副菜……野菜、海藻、キノコなど（ビタミン、ミネラル、食物繊維）↓体の機能を整える
・汁物……みそ汁、スープ

一汁三菜のわかりやすい献立例を挙げてみました。ごはん、トンカツにサラダ（千切りキャベツ）、冷や奴、みそ汁。トンカツを焼き魚に変えたり、冷や奴を煮豆やひじきの煮物、わかめの酢の物などに置き換えれば、いろいろな献立例ができます。また、野菜が少ないと思ったら、具だくさんのみそ汁やスープを添えましょう。

こうしてバランスよく食べながら、カロリーにも気をつけてください。成人で軽い労働をしている（座っている仕事が多い）人の一日の摂取カロリーは、2200±200kcalが目安です。

しかし、カロリーを計算しながら食べるのは大変です。そこで、食べ過ぎないような食べ方の工夫をしましょう。それは、食べる順番を考えることです。

①野菜サラダなどの副菜↓②汁物↓③肉や魚などの主菜↓④ごはん

最初にサラダや汁物をとれば、かなり満腹感が得られます。そこでタンパク質の多い主

菜を食べ、最後にごはんを食べます。こうすれば、ごはんの量を減らすことができます。

また、食物繊維の豊富な野菜を先に食べれば、そのあと食べる動物性脂肪や糖質の吸収を抑えられます。肥満や糖尿病、脂質異常症を予防するには、カロリーだけでなく、糖質のとりすぎにも気をつけてください。

おやつやアルコールを楽しみたいという人もいるでしょう。おいしいケーキや和菓子は、生活を彩る楽しみの一つです。

お菓子や嗜好飲料（アルコール類）は、一日200kcalまでなら大丈夫です。ただし、寝る前の甘いものは禁物です。200kcalの目安は、せんべいなら3～4枚、ショートケーキやどら焼きなら小1個、日本酒はコップ1杯（200ml）、ビールはロング缶で1本（500ml）、ワインはコップ1杯（260ml）です。

手で覚えるバランス食

手を広げた大きさは、背の高い人ほど大きく、低い人ほど小さくなります。また、その人に必要な栄養所要量は、体の大きさに比例します。ですから、その人の手を使って、必要な栄養所要量を量ることができます。

①主食
ごはん一食の目安は、卵を軽く握ったときのこぶし1個分です。これで、ごはん150g（約250kcal）です。麺類は、ごはんと同じ量〜1・3倍までです。パンは、手のひらを広げたサイズを1枚です。

②主菜（タンパク質）
肉や魚は一食に60g、豆腐は100g、卵は1個が目安です。

肉は、4本指に乗る大きさで、肉の厚さは手のひらと同じ厚さにします。ただし、脂の多い肉（鶏のもも肉や豚ロース肉）は指をくっつけ、脂の少ない肉（鶏の胸肉や牛赤身肉）は指を広げます。揚げ物にするときは、3本指に乗る量にします。

魚、豆腐は、手のひらに乗る大きさです。魚の厚さは、手のひらくらいの厚さです。

③副菜（野菜、キノコ、海藻など）
野菜は一日350gが目安です。緑黄色野菜、淡色野菜、根菜など、いろいろ取り混ぜて食べましょう。生の状態で、両手のひらにいっぱい乗せます。

④その他（油脂や果物）
芋は、手を握ったグーの大きさで、一日1個です。

バター、マヨネーズ、サラダオイルやオリーブオイルなどは全部合わせて、親指と人差し指で丸をつくった大きさのスプーン1杯分です。

果物は、こぶしを握ったグー一つ分です。野菜不足を補うつもりで果物を食べ過ぎると中性脂肪が上がりますから、気をつけてください。

禁煙

同じ嗜好品でも、タバコがお酒と違うのは、喫煙には一つもメリットがないことです。お酒は、適度にたしなむ程度なら百薬の長と言われています。しかしタバコは、百害あって一利なし。本人だけでなく、周囲の人の健康を害することもわかっています。

タバコの煙には4000種類以上の化学物質が含まれており、そのうち発がん物質は60種類もあります。おもなものをあげると、ヒ素、カドミウム、トルエン、一酸化炭素、アセトン、ブタン、2-アミノナフタレンなどです。

また、喫煙が血管を収縮させて、全身の血流を悪くすることもわかっています。

喫煙は、肺がんはもちろんのこと、それ以外のがんのリスクを高めます。さらに呼吸器疾患、血管障害、心疾患や脳卒中など、さまざまな病気の原因になり、増悪因子にもなります。また、喫煙者は非喫煙者より寿命が短く、タバコは早期死亡の大きな要因になっています。

このように、みずからの命を縮める喫煙ですから、やめたいと思っている人は多いでしょう。しかし、自分で禁煙を実践して、1年後の禁煙成功率はわずか7％です。喫煙をやめられないのは、それが「ニコチン依存症」という病気だからです。つまり病気だから、治療が必要なのです。

医療機関で医師から禁煙指導を受け、3か月の禁煙治療を終了すると、かなり高い確率で成功します。当院では、平成25年10月から週に1回の禁煙外来を行っていますが、これまでの成功率（初診後1年間禁煙状態を維持）は55・6％でした。このことから、禁煙は医療機関での指導や治療が重要であることがわかります。

禁煙をすると、寿命が延びます。正確にいえば、喫煙で短くなった寿命を元に戻せます。たとえば、35歳で始めればプラス10年、40歳ならプラス9年、50歳ならプラス6年、60歳ならプラス3年長く生きられるのです。禁煙を早く始めるほど、取り戻せる寿命は長くなります。

禁煙治療は？

禁煙治療には健康保険が適応されます。治療は12週間が基本で、その間に診察を5回受けます。禁煙治療を保険で受けられるのは、次のような条件の人です。

・ただちに（1か月以内に）禁煙を始める意志があること。
・「ニコチン依存症」（TDS／ニコチン依存度テストで5点以上）と診断されること。
・喫煙指数（ブリンクマン指数）が200以上であること。
・禁煙治療の説明を受け、「禁煙宣言書」に同意できること。
・過去1年以内に保険を使った禁煙外来治療を受けていないこと。

禁煙の成功率は、12週間の治療プログラムを完了した人で約49％、1回の受診で中止した人ではわずか6・5％でした（ニコチン依存症管理料算定保険医療機関による。平成21年度）。最後まで受診を継続した人ほど、成功率が高いのです。

当院では成功に導くために、次のようなアドバイスをしています。

①ニコチン君と闘わない

タバコは、我慢すればするほど我慢できなくなります。そうなったら、ニコチン君の思うツボ。我慢するのではなく、ニコチン君の存在を忘れる（無視する）ことが大事です。タバコを忘れるくらい、何かに熱中することも大事です。

②ニコチン君を知る

敵に勝つには、まず敵を知らねばなりません。ニコチン君はどれくらいで消失するのか。ニコチン君の離脱症状からいつ頃抜け出せるのか。禁煙を始めて最初の3～4日までが追い出す期間、次の節目はアセチルコリンの分泌が元の状態に戻る3～4週間目が目安です。それがわかれば、頑張りどころがわかります。

③禁煙計画を立てる

無計画に禁煙を始めると、失敗する可能性が高くなります。離脱症状などを考慮して、禁煙を始める時期や目標を設定すると、比較的スムーズにいきます。たとえば禁煙を始める時期は、祝日や土日の休みを利用して数日休めるときを選ぶと、失敗が少ないようです。

禁煙を成功させるには、治療後も気を抜かないことです。もう大丈夫と思って、「1本くらい」とタバコを吸うと、ズルズルと吸い始めてしまうことがあります。治療後も気を緩めずに、禁煙を貫きましょう。

コラム

禁煙するとこんなに体は変わる

禁煙を始めると、体はその直後から反応を始めます。

1分後↓タバコのダメージから回復しようとする機能が動き始めます。

20分後↓血圧、脈拍とも正常付近まで改善します。手足の血行がよくなり、手の温度も上がっていきます。

1日後↓心臓発作を起こす確率が低下します。

2日後↓匂いと味の感覚が復活し始めます。

3日後↓ニコチンが体から完全に抜け始めます。気管支の収縮が取れ、呼吸がラクになって肺活量が増加し始めます。

1週間後↓睡眠のリズムが正常に戻り始めます。

2〜3週間後↓体全体の血液の流れが改善し、歩行がラクになります。肺活量は30%回復します。

4週間後↓禁煙による離脱症状が軽くなり、ストレスも減少します。

このように、禁煙すると、体がどんどん機能を取り戻していくことがわかります。

「先制医療」とは？

ここで、「先制医療」についてお話ししましょう。「予防医学」あるいは「予防医療」という言葉は、最近ではかなり一般的になってきていますが、「先制医療」という言葉は耳慣れないかもしれません。井村裕夫先生（京大名誉教授）と清原裕先生（九大大学院教授）らの座談会の内容を参考にしながら、ご紹介します。

井村先生によれば、予防医学と先制医療の違いは、介入時期にあるのではなく、手法にあります。従来の予防医学は「一般的な患者さん」を想定した集団に対する予防で、先制医療は個人の特徴に応じた介入を行います。つまり、「集団の予防から個の予防へ」という転換です。ただし、それは個人への未然の「治療介入」による予防を指すのではなく、必ずしも薬物治療というわけでもありません。生活習慣の改善なども含んだものです。

また、病気の予防のためにゲノム情報やバイオマーカーだけでなく、個人のライフスタイルや他の環境要因も考慮します。胎生期や小児期の環境もその後の健康に影響することが知られています。いわば「個別化予防」に近い考え方です。ただし先制医療は「病気にはなったが未診断の時期」に介入し、個別化予防は「病気になる前」に介入するものです。しかし現実には「病気になった瞬間」というものは明確にはできません。ですから先制医療には、予防だけでなく早期介入による進行抑制も含まれます（次ページの図参照）。

さらに、個人の遺伝素因をもとに、効果が高い薬や副作用が少ない薬を選んだり、投与量を決めたりできるようになると期待されています。

これが実現すれば、治療効果の向上や健康寿命の延長も見込めるとして注目されています。高齢化に伴って高騰する医療費・介護費の抑制にも貢献するでしょう。

ちなみに、2015年1月、当時のオバマ大統領は年頭の演説で「精密医療」（Precision medicine）について述べました。目標に掲げられていたのは次の五つでした。①がんのより良い治療法の開発・提供、②100万人以上を対象とした全米研究コホートの設置、③精密医療に伴うプライバシー問題への取り組み、④規制改革、⑤官民提携です。

これは「未来の医療」実現への取り組みとして話題になりました。オバマ氏は「精密医療は予防に応用できる」としていますが、井村先生は、「まさにそれこそが先制医療である」と述べています。

「先制医療」のイメージ図

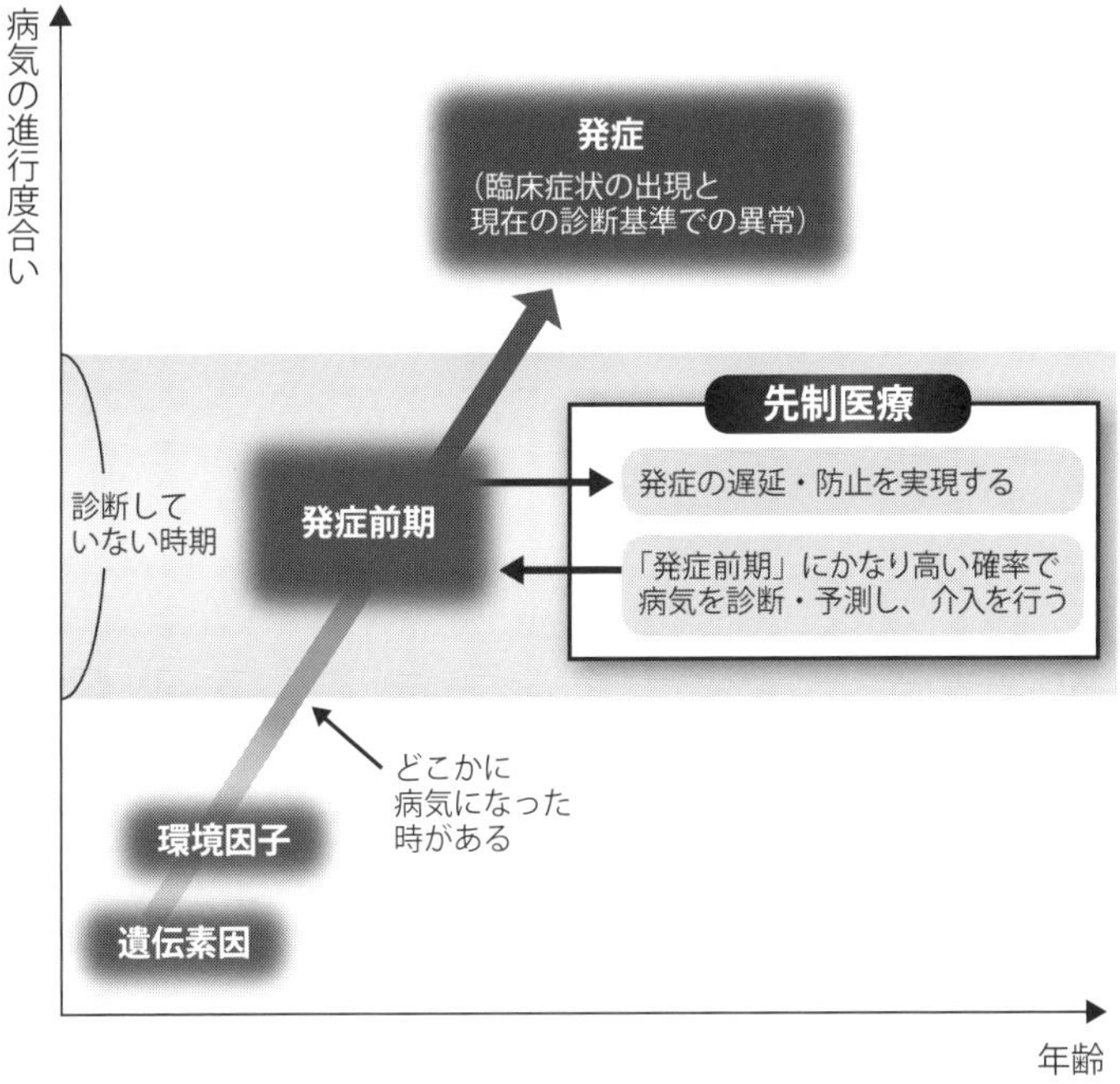

「戦略イニシアティブ——超高齢社会における先制医療の推進. 科学技術振興機構研究開発戦略センター臨床医学ユニット. 2011」より改変して引用

コラム

動いてきた遺伝子診断

がんを治療するにあたって、「早期発見」が一番大事なのは言うまでもありません。ここ数年来、早期発見に向けた先進的な動きが続々と報告されています。その一端をご紹介しましょう。

現在、がん細胞を見つける一般的な方法はバイオプシー（生体材料検査。略して生検）です。バイオプシーというのは、内視鏡や特殊な針を用いて臓器組織の一部を採取し、サンプルを顕微鏡で病理組織学的に検査することです。ところが結果が出るまでに時間がかかり、その間にがん細胞が変異してしまう可能性がありました。

しかし今から2年前、アメリカで、バイオプシーをせずに血液でがんを検査するテスト法が初めて実用化されました。このテスト法では、血液の中に入り込んだ腫瘍片のＤＮＡを取り出して、その腫瘍のゲノムを配列し、遺伝子の変異を調べます。そうすることによって、個々の患者さんのがんにマッチした適切な治療法を見つけることが可能になりました。

この新たなテスト法を用いると、リアルタイムで、肺がん、乳がん、皮膚がん、前立腺がんの検査が可能だということです。がんの患者さんや医師にとって、まさに福音と言えるでしょう。

アメリカでは、他にも血液によるがん検査法の開発が盛んに行われています。

日本でも、国立がん研究センター（東京都）などが、わずか血液1滴で、何と13種類のがんを早期発見する新しい検査システムを開発し、今後、臨床研究を始めるということです。早ければ3年以内に国に事業化の申請を行う見通しということですから、その成果に期待したいと思います。

もっとエンジョイできる「四季別《しきべつ》」健康新生活《けんこうしんせいかつ》

2017年10月4日　初版第1刷

著　者 ―――――― 小林直哉《こばやしなおや》
発行者 ―――――― 坂本桂一
発行所 ―――――― 現代書林
〒162-0053　東京都新宿区原町3-61　桂ビル
TEL／代表　03(3205)8384
振替00140-7-42905
http://www.gendaishorin.co.jp/
ブックデザイン ―――― 吉崎広明(ベルソグラフィック)
イラスト・図版 ―――― 村野千草
扉イラスト ―――――― PIXTA

印刷・製本：広研印刷(株)
乱丁・落丁本はお取り替えいたします。

定価はカバーに
表示してあります。

ISBN978-4-7745-1664-6 C0047